国际卫生条例（2005）

第二版

国际卫生条例
（2005）

第二版

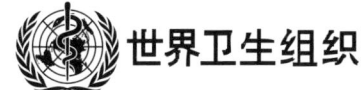

WHO Library Cataloguing-in-Publication Data

International health regulations 2005 --2nd ed.

1. Legislation, Health. 2. Communicable disease control - legislation. 3. Disease notification - legislation. 4. International cooperation. I. World Health Organization. II. Title: IHR (2005).

ISBN 978 92 4 158041 0   (NLM classification: WA 32.1)

© 世界卫生组织，2008年

版权所有。世界卫生组织出版物可从 WHO Press, World Health Organization, 20 Avenue Appia, 1211 Geneva 27, Switzerland（电话：+41 22 791 3264；传真：+41 22 791 4857；电子邮件：bookorders@who.int）获取。要获得复制或翻译世界卫生组织出版物的许可—无论是为了出售或非商业性分发，应向世界卫生组织出版处提出申请，地址同上（传真：+41 22 791 4806；电子邮件：permissions@who.int）。

本出版物采用的名称和陈述的材料并不代表世界卫生组织对任何国家、领地、城市或地区或其当局的合法地位，或关于边界或分界线的规定有任何意见。地图上的虚线表示可能尚未完全达成一致的大致边界线。

凡提及某些公司或某些制造商的产品时，并不意味着它们已为世界卫生组织所认可或推荐，或比其它未提及的同类公司或产品更好。除差错和疏忽外，凡专利产品名称均冠以大写字母，以示区别。

世界卫生组织已采取一切合理的预防措施来核实本出版物中包含的信息。但是，已出版材料的分发无任何明确或含蓄的保证。解释和使用材料的责任取决于读者。世界卫生组织对于因使用这些材料造成的损失不承担责任。

在瑞士印刷

目录

	页次
前言	1
修订《国际卫生条例》	3

国际卫生条例（2005）

		条款	页次
第一编	定义、目的和范围、原则及负责当局	1-4	6
第二编	信息和公共卫生应对	5-14	12
第三编	建议	15-18	17
第四编	入境口岸	19-22	19
第五编	公共卫生措施		
第一章	总则	23	21
第二章	对交通工具和交通工具运营者的特别条款	24-29	22
第三章	对旅行者的特别条款	30-32	25
第四章	对货物、集装箱和集装箱卸区的特别条款	33-34	26
第六编	卫生文件	35-39	27
第七编	收费	40-41	29
第八编	一般条款	42-46	30
第九编	《国际卫生条例》专家名册、突发事件委员会和审查委员会		
第一章	《国际卫生条例》专家名册	47	33
第二章	突发事件委员会	48-49	33
第三章	审查委员会	50-53	35
第十编	最终条款	54-66	36

附件

		页次
1.	一、监测和应对的核心能力要求	43
	二、指定机场、港口和陆路口岸的核心能力要求	44
2.	评估和通报可能构成国际关注的突发公共卫生事件的决策文件	46
	为评估和通报可能构成国际关注的突发公共卫生事件而适用决策文件的实例	47
3.	船舶免予卫生控制措施证书/船舶卫生控制措施证书示范格式	50
	船舶免予卫生控制措施证书/船舶卫生控制措施证书示范格式附录	51
4.	对交通工具和交通工具运营者的技术要求	52
5.	针对媒介传播疾病的具体措施	53
6.	疫苗接种、预防措施和相关证书	55
	疫苗接种或预防措施国际证书示范格式	56
7.	对于特殊疾病的疫苗接种或预防措施要求	57
8.	航海健康申报单示范格式	59
	航海健康申报单示范格式附页	60
9.	飞机总申报单的卫生部分	61

附录

1.	《国际卫生条例（2005）》的缔约国	62
2.	保留以及缔约国与《国际卫生条例（2005）》相关的其它函件	63
	国际卫生条例索引	72

前言

世界卫生组织的一项中心和历史性的责任是管理控制国际疾病传播的全球制度。《世界卫生组织组织法》以第二十一（一）条和第二十二条授权世界卫生大会通过"预防疾病于国际间蔓延"的规章，这些规章经卫生大会通过后，对未在规定的时间内肯定表示不接受的所有世卫组织会员国生效。

《国际卫生条例》（"卫生条例"或"条例"）最初于1969年由卫生大会通过[1]，之前的《国际公共卫生条例》由第四届世界卫生大会在1951年通过。《条例（1969）》最初涵盖6种"检疫疾病"，随后于1973年[2]和1981年[3]进行修订，主要是把涵盖的疾病数从6种减少到3种（黄热病、鼠疫和霍乱），并标明全球已根除天花。

考虑到国际旅行和贸易的增加以及新的国际疾病威胁和其它公共卫生风险的出现和重现，第四十八届世界卫生大会在1995年要求对1969年通过的《条例》进行重大修订[4]。在 WHA48.7号决议中，卫生大会要求总干事采取步骤准备进行修订，并敦促在这一过程中广泛参与和开展合作。

世卫组织秘书处与世卫组织会员国、国际组织及其它有关伙伴密切协商为修订开展了广泛的初步工作之后并由于出现严重急性呼吸道综合征（21世纪第一次全球公共卫生突发事件）[5]所导致的推动力，卫生大会在2003年建立了一个向所有会员国开放的政府间工作小组，以便向卫生大会建议《条例》修订文本草案[6]。第五十八届世界卫生大会在2005年5月23日通过了《国际卫生条例（2005）》[7]，于2007年6月15日生效。

《国际卫生条例（2005）》的目的和范围是"以针对公共卫生风险，同时又避免对国际交通和贸易造成不必要干扰的适当方式，预防、抵御和控制疾病的国际传播，并提供公共卫生应对措施。"《国际卫生条例（2005）》包含一系列改革，包括：（a）范围不

---

[1] 见《世界卫生组织正式记录》1969年第176期，WHA22.46号决议和附件1。
[2] 见《世界卫生组织正式记录》1973年第209期，WHA26.55号决议。
[3] 见文件WHA34/1981/REC/1，WHA34.13号决议；另见《世界卫生组织正式记录》1974年第217期，WHA27.45和EB67.R13，修订《国际卫生条例（1969）》。
[4] 见WHA48.7号决议。
[5] 见WHA56.29号决议。
[6] 见WHA56.28号决议。
[7] 见WHA58.3号决议。

只限于任何特定疾病或传播方式，而是涵盖"对人类构成或可能构成严重危害的任何病症或医疗状况，无论其病因或来源如何"；（b）缔约国发展最低限度的特定核心公共卫生能力的义务；（c）缔约国向世卫组织通报根据规定的标准有可能构成国际关注的突发公共卫生事件的事件的义务；（d）授权世卫组织考虑非官方的公共卫生事件报告并获得缔约国有关此类事件核实的条款；（e）总干事在考虑突发事件委员会的意见之后确定"国际关注的突发公共卫生事件"和发布相关临时建议的程序；（f）个人和旅行者的人权保护；以及（g）建立《国际卫生条例》国家归口单位和世卫组织联络点供各缔约国与卫生组织之间就紧急情况进行沟通。

由于《国际卫生条例（2005）》的应用不局限于特定疾病，所以意图是《条例》将在今后多年中保持其相关性和实用性，即使面临疾病及决定其出现和传播的各种因素的持续演变。《国际卫生条例（2005）》各项条款还更新和修订了许多技术职能及其它管制职能，包括适用于国际旅行和运输的证书以及国际港口、机场和陆路口岸的要求。

第二版包含《国际卫生条例（2005）》的文本、世界卫生大会WHA58.3号决议的文本、《航空器总申报单的卫生部分》2007年7月15日生效的版本、包括缔约国名单以及缔约国的保留和与《国际卫生条例（2005）》相关的其它函件的附录。

修订《国际卫生条例》

第五十八届世界卫生大会,

审议了《国际卫生条例》修订草案[1];

考虑到《世界卫生组织组织法》第二(十一)、二十一(一)和二十二条;

忆及关于修订和更新《国际卫生条例》的 WHA48.7号决议、关于全球健康保障:对流行病的预警和反应的 WHA54.14号决议、关于全球对影响健康的生物和化学物质或核放射材料的自然发生、意外泄漏或故意使用的公共卫生反应的 WHA55.16号决议、关于修订《国际卫生条例》的 WHA56.28号决议以及关于严重急性呼吸道综合征(SARS)的 WHA56.29号决议中提及需要修订和更新《国际卫生条例》,以便对确保全球公共卫生的需求作出反应;

欢迎联合国大会关于加强全球公共卫生能力建设的第58/3号决议,其中强调了《国际卫生条例》的重要意义并敦促将该条例的修订工作列为高度优先事项;

确认世界卫生组织根据其职权在全球疾病暴发预警和公共卫生事件应对中的作用继续具有重要意义;

强调《国际卫生条例》作为防范疾病国际传播的全球性关键文书继续具有重要意义;

赞扬政府间工作小组成功地结束了修订《国际卫生条例》的工作,

1. **通过**本决议所附修订的《国际卫生条例》,以后称为《国际卫生条例(2005)》;

2. **要求**会员国和总干事根据第二条规定的目的和范围以及第三条体现的原则充分实施《国际卫生条例(2005)》;

3. **决定**,就《国际卫生条例(2005)》第五十四条第一款而言,缔约国和总干事应该向第六十一届世界卫生大会提交第一份报告,卫生大会应该在此时考虑以后提交此类报告以及根据第五十四条第2款第一次审查本条例实施情况的时间安排;

---

[1] 见文件A58/4。

4. **进一步决定**，就《国际卫生条例（2005）》第十四条第一款而言，世界卫生组织期望酌情与之合作和协调其活动的其他有关政府间组织或国际机构包括：联合国、国际劳工组织、粮食及农业组织、国际原子能机构、国际民用航空组织、国际海事组织、红十字国际委员会、红十字会与红新月会国际联合会、国际航空运输协会、国际航运联合会以及国际兽疫局；

5. **敦促**会员国：

   （1）建设、加强和保持《国际卫生条例（2005）》所要求的能力，并为此目的筹集必要的资源；

   （2）根据《国际卫生条例（2005）》有关条款，互相并与世界卫生组织积极合作，以便确保这些条款的有效实施；

   （3）在建设、加强和保持《国际卫生条例（2005）》所要求的公共卫生能力方面，向发展中国家和经济转型国家提供支持（如这些国家有此要求）；

   （4）在《国际卫生条例（2005）》生效之前，采取一切有关措施促进其目的和最终实施，包括发展必要的公共卫生能力以及法律和行政规定，尤其是启动开始使用附件2所含决策文件的过程；

6. **要求**总干事：

   （1）根据第六十五条第一款，及时通报经《国际卫生条例（2005）》获得通过一事；

   （2）向其他有关政府间组织或国际机构通报《国际卫生条例（2005）》获得通过一事，并酌情与它们合作修订其规范和标准以及与它们协调世界卫生组织在《国际卫生条例（2005）》之下的活动，以便确保实施适当的措施保护公共卫生和加强对疾病国际传播的全球公共卫生反应；

   （3）对航空器总申报单的卫生部分[1]建议的修改转告国际民用航空组织，并在国际民用航空组织完成其对航空器总申报单的修订之后，通知卫生大会并以国际民用航空组织修订的航空器总申报单的卫生部分取代《国际卫生条例（2005）》附件9；

---

[1] 文件A58/41 Add.2。

(4) 尤其通过在发现、评估和应对突发公共卫生事件方面向国家提供支持的战略性卫生活动，建设和加强世界卫生组织的能力以便充分和有效地履行《国际卫生条例(2005)》所交付的职责；

(5) 酌情与《国际卫生条例（2005）》各缔约国合作，包括提供或促进技术合作和后勤支持；

(6) 尽可能与缔约国合作筹集财政资源以便支持发展中国家建设、加强和保持《国际卫生条例（2005）》所要求的能力；

(7) 与会员国协商，根据《国际卫生条例（2005）》第二十九条为在陆路口岸实施卫生措施拟定准则；

(8) 根据本条例第五十条成立《国际卫生条例（2005）》审查委员会；

(9) 立刻采取步骤制定实施和评价《国际卫生条例（2005）》所含决策文件的指导方针，包括阐述审查其实施情况的程序，审查结果将根据本条例第五十四条第三款提交卫生大会供其考虑；

(10) 采取步骤根据《国际卫生条例（2005）》第四十七条确立《国际卫生条例》专家名册，并邀请提出成员组成的建议。

国际卫生条例（2005）

第一编-定义、目的和范围、原则及负责当局

第一条 定义

一、 为《国际卫生条例》（以下简称"卫生条例"或"条例"）之目的：

"受染"是指受到感染或污染或携带感染源或污染源以至于构成公共卫生风险的人员、行李、货物、集装箱、交通工具、物品、邮包或尸体（骸骨）。

"受染地区"是指世界卫生组织依据本条例建议采取卫生措施的某个特定地理区域。

"航空器"是指进行国际航行的航空器。

"机场"是指国际航班到达或离开的任何机场。

交通工具的"到达"是指：

（一） 远洋航轮到达或停泊港口的规定区域；

（二） 航空器到达机场；

（三） 国际航行中的内陆航行船舶到达入境口岸；

（四） 火车或公路车辆到达入境口岸。

"行李"是指旅行者的个人物品。

"货物"是指交通工具或集装箱中运载的物品。

"主管当局"是指根据本条例负责执行和采取卫生措施的当局。

"集装箱"是指一种运输设备：

（一） 具有永久特性，足够坚固，适于反复使用；

（二） 为便于以一种或多种运输方式运送货物而专门设计，中途无需重新装货；

（三） 安装了易于搬运的装置，特别便于集装箱从一种运输方式转移至另一种运输方式；以及

（四） 专门设计以便于装卸。

"集装箱装卸区"是指为装卸用于国际运输的集装箱而专门开辟的地点或设施。

"污染"是指在人体或动物身体表面、在消费产品中（上）或在其他无生命物体（包括交通工具）上存在可以构成公共卫生风险的传染性病原体或有毒物质。

"交通工具"是指用于国际航行的航空器、船舶、火车、公路车辆或其他运输工具。

"交通工具运营者"是指负责管理交通工具的自然人或法人，或其代理。

"乘务人员"是指交通工具上不是乘客的人员。

"除污"是指采取卫生措施消除在人体或动物身体表面、在消费产品中（上）或在其他无生命物体（包括交通工具）上存在可以构成公共卫生风险的传染性病原体或有毒物质的程序。

"离境"是指人员、行李、货物、交通工具或物品离开某一领土的行动。

"灭鼠"是指在入境口岸采取卫生措施控制或杀灭行李、货物、集装箱、交通工具、设施、物品和邮包中存在的传播人类疾病的啮齿类媒介的程序。

"总干事"是指世界卫生组织总干事。

"疾病"是指对人类构成或可能构成严重危害的任何病症或医疗状况，无论其病因或来源如何。

"消毒"是指采用卫生措施利用化学或物理因子的直接作用控制或杀灭人体或动物身体表面或行李、货物、集装箱、交通工具、物品和邮包中(上)的传染性病原体的程序。

"除虫"是指采用卫生措施控制或杀灭行李、货物、集装箱、交通工具、物品和邮包中传播人类疾病的昆虫媒介的程序。

"事件"是指发生疾病或可能发生疾病的情况。

"无疫通行"是指允许船舶进入港口、离岸或登岸、卸载货物或储备用品；允许航空器着陆后登机或下机、卸载货物或储备用品；允许陆地运输车辆到达后上车或下车、卸载货物或储备用品。

"物品"是指国际航行中运输的有形产品（包括动物和植物），以及在交通工具上使用的物品。

"陆路口岸"是指一个缔约国内的陆地入境口岸，包括道路车辆和火车使用的口岸。

"陆地运输车辆"是指国际航行中用于陆地运输的机动交通工具，包括火车、客车、货车等机动车辆。

"卫生措施"是指为预防疾病或污染传播实行的程序；卫生措施不包括执行法律或安全措施。

"病人"是指患有或感染可造成公共卫生风险的身体疾患的个人。

"感染"是指传染性病原体进入人体和动物身体并在体内发育或繁殖，并可能构成公共卫生风险。

"检查"是指由主管当局或在其监督下检查地区、行李、集装箱、交通工具、设施、物品或邮包（包括相关资料和文件），以确定是否存在公共卫生风险。

"国际交通"是指人员、行李、货物、集装箱、交通工具、物品或邮包跨越国际边境的流动，包括国际贸易。

"国际航行"是指：

（一） 如为交通工具，是指在不止一个国家领土的入境口岸之间的航行，或者在同一国家领土或各管区的入境口岸之间的航行（该交通工具在航行中必须经停任何其他国家，但只限于有停靠的航程）；

（二） 如为旅行者，是指进入某个国家领土的旅行，而此领土不属该旅行者启程的国家。

"侵扰性"是指通过深入或密切的接触或询问可能引起不适。

"创伤性"是指皮肤被刺伤或切开，或者器具或异物插入身体或检查体腔。对本条例而言，对耳、鼻、口进行医学检查，使用耳内、口腔或皮肤温度计测量体温，或者采用热感应成像术、医学检查、听诊、体外触诊、视网膜检影、体外采集尿、粪或唾液标本、体外测量血压以及心电图，应被视为非创伤性的。

"隔离"是指将病人或受染者或受染的行李、集装箱、交通工具、物品或邮包与其他人员和物体分开，以防止感染或污染扩散。

"医学检查"是指经授权的卫生人员或主管当局直接监督下的人员对个人的初步评估，以确定其健康状况和对他人的潜在公共卫生风险，可包括检查健康证书以及根据个案情况需要而进行的体格检查。

"《国际卫生条例》国家归口单位"是指各缔约国指定的，世界卫生组织《国际卫生条例》联络点根据本条例随时可与之沟通的国家中心。

"本组织"或"世卫组织"是指世界卫生组织。

"永久居留"的含义由有关缔约国的国家法律界定。

"个人资料"是指与已确认或可确认的自然人有关的任何信息。

"入境口岸"是指旅行者、行李、货物、集装箱、交通工具、物品和邮包入境或出境的国际关口，以及为入境或出境的旅行者、行李、货物、集装箱、交通工具、物品和邮包提供服务的单位和区域。

"港口"是指国际航行的船舶到达或离开的一个海港或内陆水路港口。

"邮包"是指由邮政或快递服务部门进行国际输送的注明收件地址的物件或包裹。

"国际关注的突发公共卫生事件"是指根据本条例规定所确定的不同寻常的事件：

（一）通过疾病的国际传播构成对其他国家的公共卫生风险；以及

（二）可能需要采取协调一致的国际应对措施。

"公共卫生观察"是指为了确定疾病传播的危险性在一段时间内监测旅行者的健康状况。

"公共卫生风险"是指发生不利于人群健康事件，特别是可在国际上播散或构成严重和直接危险事件的可能性。

"检疫"是指限制无症状的受染嫌疑人的活动和（或）将无症状的受染嫌疑人及有受染嫌疑的行李、集装箱、交通工具或物品与其他人或物体分开，以防止感染或污染的可能播散。

"建议"和"建议的"是指根据本条例发布的临时或长期建议。

"宿主"是指传染性病原体通常寄居的动物、植物或物质，其存在可构成公共卫生风险。

"公路车辆"是指火车之外的陆地运输车辆。

"科学依据"是指根据既定和公认的科学方法提供一定证据的信息。

"科学原则"是指通过科学方法了解的公认基本自然法则和事实。

"船舶"是指国际航行中的远洋或内河航运船舶。

"长期建议"是指世界卫生组织根据第十六条提出的有关适宜卫生措施的非约束性建议,建议是针对现有的特定公共卫生风险、为防止或减少疾病的国际传播和尽量减少对国际交通的干扰而需要例行或定期采取的措施。

"监测"是指出于公共卫生目的,系统地连续收集、核对和分析数据以及在必要时及时传播公共卫生信息,以供评估和采取公共卫生应对措施。

"嫌疑"是指缔约国认为已经暴露于或可能暴露于公共卫生风险,并且有可能是传播疾病的可能来源的人员、行李、货物、集装箱、交通工具、物品或邮包。

"临时建议"是指世界卫生组织根据第十五条在应对国际关注的突发公共卫生事件时提出的,有时间限定并建立在特定风险基础上的非约束性建议,以防止或减少疾病的国际传播和尽量减少对国际交通的干扰。

"临时居留"的含义由有关缔约国的国家法律界定。

"旅行者"是指进行国际旅行的自然人。

"媒介"是指通常传播构成公共卫生风险的传染性病原体的昆虫或其他动物。

"核实"是指一个缔约国向世界卫生组织提供信息确认该国一处或多处领土内事件的状况。

"世界卫生组织《国际卫生条例》联络点"是指《国际卫生条例》国家归口单位随时可与之沟通的世界卫生组织内的单位。

二、除非另有规定或依上下文确定,提及本条例时包括其附件。

第二条 目的和范围

本条例的目的和范围是以针对公共卫生风险,同时又避免对国际交通和贸易造成不必要干扰的适当方式,预防、抵御和控制疾病的国际传播,并提供公共卫生应对措施。

第三条 原则

一、 本条例的执行应充分尊重人的尊严、人权和基本自由。

二、 本条例的执行应以《联合国宪章》和《世界卫生组织组织法》为指导。

三、 本条例的执行应以其广泛适用以保护世界上所有人民不受疾病国际传播之害的目标为指导。

四、 根据《联合国宪章》和国际法的原则，国家具有根据其卫生政策立法和实施法规的主权权利。在这样做时，它们应遵循本条例的目的。

第四条 负责当局

一、 各缔约国应该指定或建立一个《国际卫生条例》国家归口单位以及在各自管辖范围内负责实施本条例规定卫生措施的当局。

二、 《国际卫生条例》国家归口单位应随时能够同根据本条第三款设立的世界卫生组织《国际卫生条例》联络点保持联系。《国际卫生条例》国家归口单位的职责应该包括：

（一） 代表有关缔约国同世界卫生组织《国际卫生条例》联络点就有关本条例实施的紧急情况进行沟通，特别是根据第六条至第十二条的规定；以及

（二） 向有关缔约国的相关行政管理部门传播信息，并汇总反馈意见，其中包括负责监测和报告的部门、入境口岸、公共卫生服务机构、诊所、医院和其他政府机构。

三、 世界卫生组织应该指定《国际卫生条例》联络点，后者应与《国际卫生条例》国家归口单位随时保持联系。世界卫生组织《国际卫生条例》联络点应将本条例的执行情况（特别是根据第六条至第十二条的规定）及时分送有关缔约国的《国际卫生条例》国家归口单位。世界卫生组织《国际卫生条例》联络点可由世界卫生组织在本组织总部或区域一级指定。

四、 缔约国应该向世界卫生组织提供本国《国际卫生条例》国家归口单位的详细联系方式，同时世界卫生组织应该向缔约国提供世界卫生组织《国际卫生条例》联络点的详细联系方式。以上联系细节应不断更新并每年予以确认。世界卫生组织应该让所有缔约国了解世界卫生组织根据本条规定所收到的《国际卫生条例》国家归口单位的联系细节。

第二编-信息和公共卫生应对

第五条 监测

一、 各缔约国应该根据本条例附件1的具体规定，在不迟于本条例在该缔约国生效后五年内，尽快发展、加强和保持其发现、评估、通报和报告事件的能力。

二、 在附件1第一部分第（二）项所述的评估之后，缔约国可根据正当需要和实施计划向世界卫生组织报告，从而获得两年的延长期以履行本条第一款规定的义务。在特殊情况下并在一项新的实施计划的支持下，缔约国可向总干事进一步要求不超过两年的延长期，总干事应该考虑根据第五十条成立的委员会（以下称"审查委员会"）的技术意见作出决定。在本条第一款所述的期限之后，获得延期的缔约国应每年向世界卫生组织报告全面实施方面的进展。

三、 应缔约国的要求，世界卫生组织应该帮助缔约国发展、加强和保持本条第一款所述的能力。

四、 世界卫生组织应该通过其监测活动收集有关事件的信息，并评估事件引起疾病国际传播和干扰国际交通的可能性。世界卫生组织根据本款收到的信息应该酌情根据第十一条和第四十五条处理。

第六条 通报

一、 各缔约国应该利用附件2的决策文件评估本国领土内发生的事件。各缔约国应在评估公共卫生信息后24小时内，以现有最有效的通讯方式，通过《国际卫生条例》国家归口单位向世界卫生组织通报在本国领土内发生、并根据决策文件有可能构成国际关注的突发公共卫生事件的所有事件，以及为应对这些事件所采取的任何卫生措施。如果世界卫生组织接到的通报涉及国际原子能机构的权限，世界卫生组织应立刻通报国际原子能机构。

二、 通报后，缔约国应该继续及时向世界卫生组织报告它得到的关于所通报事件的确切和充分详细的公共卫生信息，在可能时包括病例定义、实验室检测结果、风险的来源和类型、病例数和死亡数、影响疾病传播的情况及所采取的卫生措施；必要时，应该报告在应对可能发生的国际关注的突发公共卫生事件时面临的困难和需要的支持。

第七条 在意外或不寻常公共卫生事件期间的信息共享

缔约国如果有证据表明在其领土内存在可能构成国际关注的突发公共卫生事件的意外或不寻常的公共卫生事件，不论其起源或来源如何，应向世界卫生组织提供所有相关的公共卫生信息。在此情况下，第六条的规定应充分适用。

第八条 磋商

若发生在本国领土的事件无需根据第六条通报，特别是现有的信息不足以填写决策文件，缔约国仍可通过《国际卫生条例》国家归口单位让世界卫生组织对此事件知情，并同世界卫生组织就适宜的卫生措施进行磋商。此类联系应根据第十一条第二款至第四款处理。在本国领土发生事件的缔约国可要求世界卫生组织协助评估该缔约国获取的任何流行病学证据。

第九条 其他报告

一、 世界卫生组织可考虑来自除通报或磋商外其他来源的报告，应根据既定的流行病学原则评估这些报告，然后将事件信息通报据称在其领土内发生事件的缔约国。在根据这类报告采取任何行动前，世界卫生组织应该根据第十条规定的程序与据称在其领土内发生事件的缔约国进行协商并设法获得核实。为此目的，世界卫生组织应将获得的信息通报各缔约国，并且只有在充分合理的情况下世界卫生组织才可对信息来源进行保密。这类信息将根据第十一条规定的程序加以使用。

二、 在可行的情况下，缔约国应该在获得在本国领土外确认发生有可能引起疾病国际传播的公共卫生风险证据后的24小时内报告世界卫生组织，其依据为出现以下输出或输入性：

（一） 人间病例；

（二） 携带感染或污染的媒介；或

（三） 被污染的物品。

第十条 核实

一、 根据第九条的规定，世界卫生组织应该要求缔约国对来自除通报和磋商以外的其他来源的、声称该国正发生可能构成国际关注的突发公共卫生事件的报告进行核实。在此情况下，世界卫生组织应就正设法核实的报告通知有关缔约国。

二、 根据上一款和第九条，当世界卫生组织提出要求时，每个缔约国应该核实并：

(一) 在24小时内对世界卫生组织的要求做出初步答复或确认；

(二) 在24小时内提供关于世界卫生组织要求中所提及事件状况的现有公共卫生信息；以及

(三) 在第六条规定评估的前提下向世界卫生组织报告信息，其中包括该条陈述的相关信息。

三、 世界卫生组织在收到可能构成国际关注的突发公共卫生事件的信息后，应该表示愿意与有关缔约国合作，评估疾病国际传播的可能性、对国际交通的可能干扰和控制措施是否适当。这种活动可包括与其他制定标准的组织合作以及建议动员国际援助以支持国家当局开展和协调现场评估。在缔约国提出要求时，世界卫生组织应该提供支持上述建议的信息。

四、 倘若该缔约国不接受合作建议，当公共卫生风险的规模证实有必要时，世界卫生组织可与其他缔约国共享其获得的信息，同时在考虑到有关缔约国意见的情况下鼓励该缔约国接受世界卫生组织的合作建议。

第十一条 世界卫生组织提供信息

一、 根据本条第二款，世界卫生组织应该通过目前最有效的途径尽快秘密向所有缔约国并酌情向相关政府间组织发送根据第五条至第十条规定收到并且使该缔约国能够应付公共卫生风险所必需的公共卫生信息。世界卫生组织应向其他缔约国通报可帮助它们防范发生类似事件的信息。

二、 世界卫生组织应该利用根据第六条、第八条及第九条第二款收到的信息，根据本条例的规定进行核实、评估和援助，但不得将此类信息广泛提供给其他缔约国，除非与以上条款所涉的缔约国另有协议，直至：

(一) 该事件根据第十二条被确定为构成国际关注的突发公共卫生事件；或

(二) 根据既定的流行病学原则，世界卫生组织确认了证明感染或污染在国际间传播的信息；或

(三) 有证据表明：

1. 由于污染、病原体、媒介或宿主的性质，控制国际传播的措施不可能取得成功；或

2. 缔约国缺乏为防止疾病进一步传播采取必要措施的实际能力；或

（四）　鉴于可能受到感染或污染的旅行者、行李、货物、集装箱、交通工具、物品或邮包国际流动的性质和范围，必须立即采取国际控制措施。

三、　世界卫生组织应该与在其领土内发生事件的缔约国就根据本条公开信息的意图进行协商。

四、　如果有关同一事件的其他信息已经公开，而且有必要发布权威、独立的信息，根据本条例，世界卫生组织在将根据本条第二款收到的信息通报缔约国的同时，也可向公众公开上述信息。

第十二条　国际关注的突发公共卫生事件的确定

一、　根据收到的信息，特别是从本国领土上正发生事件的缔约国收到的信息，总干事应该根据本条例规定的标准和程序确定该事件是否构成国际关注的突发公共卫生事件。

二、　如果总干事依据本条例规定进行评估，认为国际关注的突发公共卫生事件正在发生，则应该与本国领土上发生事件的缔约国就初步决定进行磋商。如果总干事和缔约国对决定意见一致，总干事应该根据第四十九条规定的程序就适宜的临时建议征求根据第四十八条成立的委员会（以下称"突发事件委员会"）的意见。

三、　在以上第二款磋商后，如果总干事和本国领土上发生事件的缔约国未能在48小时内就事件是否构成国际关注的突发公共卫生事件取得一致意见，应该根据第四十九条规定的程序做出决定。

四、　在决定某个事件是否构成国际关注的突发公共卫生事件时，总干事应该考虑：

（一）　缔约国提供的信息；

（二）　附件2所含的决策文件；

（三）　突发事件委员会的建议；

（四）　科学原则以及现有的科学依据和其他有关信息；以及

（五）　对人类健康危险度、疾病国际传播风险和对国际交通干扰危险度的评估。

五、　如果总干事经与本国领土上发生国际关注的突发公共卫生事件的缔约国磋商后，认为一起国际关注的突发公共卫生事件业已结束，总干事应该根据第四十九条规定的程序做出决定。

第十三条 公共卫生应对

一、 各缔约国应该根据附件1的要求尽速、但不迟于本条例对该缔约国生效之日起五年，发展、加强和保持快速和有效应对公共卫生风险和国际关注的突发公共卫生事件的能力。世界卫生组织应该与会员国协商，发布指南以支持缔约国发展公共卫生应对能力。

二、 在附件1第一部分第（二）项所述的评估之后，缔约国可根据正当需要和实施计划向世界卫生组织报告，从而获得两年的延长期以履行本条第一款规定的义务。在特殊情况下并在一项新的实施计划的支持下，缔约国可向总干事进一步要求不超过两年的延长期，总干事应该考虑审查委员会的技术意见并作出决定。在本条第一款所述的时期之后，获得延期的缔约国应每年向世界卫生组织报告全面实施方面的进展。

三、 在缔约国的要求下，世界卫生组织应该通过提供技术指导和援助以及通过评估所采取的控制措施的有效性，包括在必要时调动国际专家组开展现场援助，进行合作，以应对公共卫生风险和其他事件。

四、 根据第十二条经与有关缔约国磋商后，如果世界卫生组织确定国际关注的突发公共卫生事件正在发生，除本条第三款所示的支持外，它还可向缔约国提供进一步的援助，其中包括评估国际危害的严重性和控制措施是否适当。这种合作可包括建议动员国际援助以支持国家当局开展和协调现场评估。当缔约国提出要求时，世界卫生组织应该提供支持此类建议的信息。

五、 在世界卫生组织的要求下，缔约国应该尽最大可能对世界卫生组织协调的应对活动提供支持。

六、 当有要求时，世界卫生组织应该应要求向受到国际关注的突发公共卫生事件影响或威胁的其他缔约国提供适宜的指导和援助。

第十四条 世界卫生组织与政府间组织和国际机构的合作

一、 世界卫生组织在实施本条例时应该酌情与其他有关政府间组织或国际机构合作并协调其活动，其中包括通过缔结协定和其他类似的安排。

二、 如果通报、核实或应对某个事件主要属于其他政府间组织或国际机构的职责范围，则世界卫生组织应该与该组织或机构协调活动，以确保为保护公众健康采取适当的措施。

三、 尽管如前所述，本条例不应阻止或限制世界卫生组织出于公共卫生目的而提供建议、支持或给予技术或其他援助。

第三编-建议

第十五条 临时建议

一、 如果根据第十二条确定国际关注的突发公共卫生事件正在发生，总干事应该根据第四十九条规定的程序发布临时建议。此类临时建议可酌情修改或延续，包括在确定国际关注的突发公共卫生事件已经结束后，根据需要发布旨在预防或迅速发现其再次发生的其他临时建议。

二、 临时建议可包括遭遇国际关注的突发公共卫生事件的缔约国或其他缔约国对人员、行李、货物、集装箱、交通工具、物品和（或）邮包应该采取的卫生措施，其目的在于防止或减少疾病的国际传播和避免对国际交通的不必要干扰。

三、 临时建议可根据第四十九条规定的程序随时撤消，并应在公布三个月后自动失效。临时建议可修改或延续三个月。临时建议至多可持续到确定与其有关的国际关注的突发公共卫生事件之后的第二届世界卫生大会。

第十六条 长期建议

世界卫生组织可根据第五十三条提出关于常规或定期采取适宜卫生措施的长期建议。缔约国可针对正发生的特定公共卫生危害对人员、行李、货物、集装箱、交通工具、物品和（或）邮包采取以上措施，以防止或减少疾病的国际传播和避免对国际交通的不必要干扰。世界卫生组织可根据第五十三条酌情修改或撤消长期建议。

第十七条 建议的标准

总干事在发布、修改或撤消临时或长期建议时应该考虑：

（一） 有直接关系的缔约国的意见；

（二） 视情况，突发事件委员会或审查委员会的建议；

（三） 科学原则以及现有的科学证据和信息；

（四） 根据适合情况的风险评估所采取的卫生措施，对国际交通和贸易的限制和对人员的侵扰不超过可适度保护健康的其他合理措施；

(五) 相关的国际标准和文书；

(六) 其他相关政府间组织和国际机构开展的活动；以及

(七) 其他与事件有关的适宜和具体信息。

对于临时建议，总干事在本条第(五)项和第(六)项中的考虑可因情况紧急而受到限制。

第十八条 针对人员、行李、货物、集装箱、交通工具、物品和邮包的建议

一、 世界卫生组织针对人员向缔约国发布的建议可包括以下意见：

— 不必采取特定的卫生措施；

— 审查在受染地区的旅行史；

— 审查医学检查证明和任何实验室分析结果；

— 需要做医学检查；

— 审查疫苗接种或其他预防措施的证明；

— 需要接种疫苗或采取其他预防措施；

— 对嫌疑者进行公共卫生观察；

— 对嫌疑者实行检疫或其他卫生措施；

— 对受染者实行隔离并进行必要的治疗；

— 追踪与嫌疑者或受染者接触的人员；

— 不准嫌疑者或受染者入境；

— 拒绝未感染的人员进入受染地区；以及

— 对来自受染地区的人员进行出境检查和（或）限制出境。

二、 世界卫生组织针对行李、货物、集装箱、交通工具、物品和邮包向缔约国发布的建议可包括以下意见：

— 不必采取特定的卫生措施；

— 审查载货清单和航行路线；

— 实行检查；

— 审查离境或过境时采取消除感染或污染措施的证明；

— 处理行李、货物、集装箱、交通工具、物品、邮包或尸体（骸骨）以消除感染或污染，包括病媒和宿主；

— 采取具体卫生措施以确保安全处理和运输尸体（骸骨）；

— 实行隔离或检疫；

— 如果现有的一切处理或操作方法均不成功，则在监控的情况下查封和销毁受感染、污染或者嫌疑的行李、货物、集装箱、交通工具、物品或邮包；以及

— 不准离境或入境。

第四编-入境口岸

第十九条 基本职责

除本条例规定的其他职责外，各缔约国应该：

（一） 确保附件1规定的指定入境口岸的能力在第五条第一款和第十三条第一款规定的期限内得到加强；

（二） 确定负责本国领土上各指定入境口岸的主管当局；并

（三） 当为应对特定的潜在公共卫生风险提出要求时，尽量切实可行地向世界卫生组织提供有关入境口岸有可能导致疾病的国际传播的感染源或污染源，包括媒介和宿主的相关资料。

第二十条 机场和港口

一、缔约国应该指定理应发展附件1规定的能力的机场和港口。

二、 缔约国应该确保根据第三十九条的要求和附件3的示范格式签发船舶免予卫生控制措施证书和船舶卫生控制措施证书。

三、 各缔约国应该向世界卫生组织寄送被授予以下权限的港口名单：

(一) 签发船舶卫生控制措施证书和提供附件1和附件3提及的服务；或

(二) 只签发船舶免予卫生控制措施证书；以及

(三) 延长船舶免于卫生控制措施证书一个月，直至船舶抵达可能收到证书的港口。

每个缔约国应该将列入名单的港口情况可能发生的任何改变通知世界卫生组织。世界卫生组织应该公布根据本款收到的信息。

四、 应有关缔约国的要求，世界卫生组织可以经适当调查后，组织对其领土内符合本条第一款和第三款要求的机场或港口进行认证。世界卫生组织可与缔约国协商定期对这些认证进行审核。

五、 世界卫生组织应与相关政府间组织和国际机构合作，制订和公布根据本条规定对机场和港口进行认证的指南。世界卫生组织还应该发布经认证的机场和港口的名录。

第二十一条 陆路口岸

一、 出于合理的公共卫生原因，缔约国可指定应发展附件1规定能力的陆路口岸，并考虑:

(一) 与其他入境口岸相比，缔约国可能指定的陆路口岸各类型国际交通的流量和频率；以及

(二) 国际交通始发地或到达特定陆路口岸之前所通过地区存在的公共卫生风险。

二、 拥有共同边界的缔约国应考虑:

(一) 根据第五十七条就预防或控制疾病在陆路口岸的国际传播达成双边或多边协定或安排；以及

(二) 根据本条第一款联合指定需具备附件1中所规定能力的毗邻陆路口岸。

第二十二条 主管当局的职责

一、 主管当局应该:

(一) 负责监测离开或来自受染地区的行李、货物、集装箱、交通工具、物品、邮包和尸体（骸骨），以便其始终保持无感染源或污染源的状态，包括无媒介和宿主；

（二） 尽量切实可行地确保旅行者在入境口岸使用的设施清洁卫生，保持无感染源或污染源，包括无媒介和宿主；

（三） 根据本条例要求负责监督对行李、货物、集装箱、交通工具、物品、邮包和尸体（骸骨）采取的任何灭鼠、消毒、除虫或除污措施或对人员采取的任何卫生措施；

（四） 尽可能事先告知交通工具运营者对交通工具采取控制措施的意向，并应在有条件的情况下提供有关使用方法的书面信息；

（五） 负责监督清除和安全处理交通工具中任何受污染的水或食品、人或动物排泄物、废水和任何其他污染物；

（六） 采取与本条例相符的一切可行措施，监测和控制船舶排放的可污染港口、河流、运河、海峡、湖泊或其他国际水道的污水、垃圾、压舱水和其他有可能引起疾病的物质；

（七） 负责监督在入境口岸向旅行者、行李、货物、集装箱、交通工具、物品、邮包和尸体（骸骨）提供服务的从业人员，必要时包括实施检查和医学检查；

（八） 具备有效的应急机制以应对意外的公共卫生事件；并

（九） 就根据本条例采取的相关公共卫生措施同《国际卫生条例》国家归口单位沟通。

二、 如有确实迹象和（或）证据表明从受染地区出发时采取的措施并不成功，则可对来自该受染地区的旅行者、行李、货物、集装箱、交通工具、物品、邮包和尸体（骸骨）在到达时重新采取世界卫生组织建议的卫生措施。

三、 在进行除虫、灭鼠、消毒、除污和其他卫生处理程序中，应避免伤害个人并尽可能避免造成不适，或避免损害环境以致影响公共卫生，或损坏行李、货物、集装箱、交通工具、物品和邮包。

第五编-公共卫生措施

第一章-总则

第二十三条 到达和离开时的卫生措施

一、 遵循适用的国际协议和本条例各有关条款，缔约国出于公共卫生目的可要求在到达或离境时：

（一） 对旅行者：

1. 了解有关该旅行者旅行目的地的情况，以便与其取得联系；

2. 了解有关该旅行者旅行路线以确认到达前是否在受染地区或其附近进行过旅行或可能接触传染病或污染物，以及根据本条例要求检查旅行者的健康文件；和（或）

3. 进行能够实现公共卫生目标的侵扰性最小的非创伤性医学检查。

（二） 对行李、货物、集装箱、交通工具、物品、邮包和尸体（骸骨）进行检查。

二、 如通过本条第一款规定的措施或通过其他手段取得的证据表明存在公共卫生风险，缔约国尤其对嫌疑或受染旅行者可在逐案处理的基础上，根据本条例采取能够实现防范疾病国际传播的公共卫生目标的侵扰性和创伤性最小的医学检查等额外卫生措施。

三、 根据缔约国的法律和国际义务，未经旅行者本人或其父母或监护人的事先知情同意，不得进行本条例规定的医学检查、疫苗接种、预防或卫生措施，但第三十一条第二款不在此列。

四、 根据缔约国的法律和国际义务，根据本条例接种疫苗或接受预防措施的旅行者本人或其父母或监护人应该被告知接种或不接种疫苗以及采用或不采用预防措施引起的任何风险。缔约国应该根据该国的法律将此要求通知医生。

五、 对旅行者实行或施行涉及疾病传播危险的任何医学检查、医学操作、疫苗接种或其他预防措施时，必须根据既定的国家或国际安全准则和标准，以尽量减少这种危险。

第二章 – 对交通工具和交通工具运营者的特别条款

第二十四条 交通工具运营者

一、 缔约国应该采取符合本条例的一切可行措施，确保交通工具运营者：

（一） 遵守世界卫生组织建议并经缔约国采纳的卫生措施；

（二） 告知旅行者世界卫生组织建议并经缔约国采纳在交通工具上实施的卫生措施；并

（三） 经常保持所负责的交通工具无感染源或污染源，包括无媒介和宿主。如果发现有感染源或污染源的证据，需要采取相应的控制措施。

二、 本条对交通工具和交通工具运营者的具体规定见附件4。在媒介传播疾病方面，适用于交通工具和交通工具运营者的具体措施见附件5。

第二十五条 过境船舶和航空器

除第二十七条和第四十三条规定或经适用的国际协议授权之外，缔约国对以下情况不得采取卫生措施：

（一） 不是来自受染地区、在前往另一国家领土港口的途中经过该缔约国领土上的运河或航道的船舶。在主管当局监督下应该允许任何此类船舶添加燃料、水、食物和供应品；

（二） 通过该缔约国管辖的水域、但不在港口或沿岸停靠的任何船舶；以及

（三） 在该缔约国管辖的机场过境的航空器，但可限制航空器停靠在机场的特定区域，不得上下人员和装卸货物。然而，在主管当局监督下应该允许任何此类航空器添加燃料、水、食物和供应品。

第二十六条 过境的民用货车、火车和客车

除第二十七条和第四十三条规定或经适用的国际协议授权之外，不得对来自非疫区并在无人员上下和装卸货物的情况下通过领土的民用货车、火车或客车采取卫生措施。

第二十七条 受染交通工具

一、 如果在交通工具上发现有临床体征或症状和基于公共卫生风险事实或证据的信息，包括感染源和污染源，主管当局应该认为该交通工具受染，并可：

（一） 对交通工具进行适宜的消毒、除污、除虫或灭鼠，或使上述措施在其监督下进行；并

（二） 在每个病例中决定所采取的技术，以保证根据本条例的规定充分控制公共卫生风险。若世界卫生组织为此程序有建议的方法或材料，应予采用，除非主管当局认为其他方法也同样安全和可靠。

主管当局可执行补充卫生措施，包括必要时隔离交通工具，以预防疾病传播。应该向《国际卫生条例》国家归口单位报告这类补充措施。

二、 如果入境口岸的主管当局不具备执行本条要求的控制措施的实力，受染交通工具在符合以下条件的情况下可允许离境：

（一） 主管当局应该在离境之际向下一个已知入境口岸的主管当局提供第（二）项提及的信息；以及

（二） 如为船舶，则在船舶卫生控制措施证书中应该注明所发现的证据和需要采取的控制措施。

应该允许此类船舶在主管当局的监督下添加燃料、水、食品和供应品。

三、 主管当局对以下情况表示满意时，应不再认为该交通工具受染：

（一） 本条第一款规定的措施已得到有效执行；以及

（二） 交通工具上无构成公共卫生风险的情况。

第二十八条 入境口岸的船舶和航空器

一、 除第四十三条或适用的国际协议另有规定之外，不应当因公共卫生原因而阻止船舶或航空器在任何入境口岸停靠。但是，如果入境口岸不具备执行本条例规定的卫生措施的能力，可命令船舶或航空器在自担风险的情况下驶往可到达的最近适宜入境口岸，除非该船舶或航空器会会使更改航程不安全的操作问题。

二、 除第四十三条或适用的国际协议另有规定之外，缔约国不应该出于公共卫生理由拒绝授予船舶或航空器"无疫通行"，特别是不应该阻止它上下乘客、装卸货物或储备用品，或添加燃料、水、食品和供应品。缔约国可在授予"无疫通行"前进行检查，若舱内发现感染源或污染源，则可要求进行必要的消毒、除污、除虫或灭鼠，或者采取其他必要措施防止感染或污染传播。

三、 在可行的情况下和根据上一款，缔约国如根据船舶或航空器到达前收到的信息认为该船舶或航空器的到达不会引起或传播疾病，则应当通过无线通讯或其他通讯方式授予无疫。

四、 在到达目的港口或机场前，一旦发现交通工具上有可疑传染病病人或公共卫生风险的证据，船长或机长或其代理应当尽早通知港口或机场管制部门。该信息必须立即告知港口或机场的主管当局。在紧急情况下，船长或机长应直接向有关港口或机场主管当局通报。

五、 如由于非机长或船长所能控制的原因，嫌疑受染或受染的航空器或船舶着陆或停泊于不是原定到达的机场或港口，则应该采取以下措施：

（一） 航空器机长或船长或其他负责人应该尽一切努力立即与最近的主管当局联系；

（二） 主管当局一旦得知航空器着陆，可采取世界卫生组织建议的卫生措施或本条例规定的其他卫生措施；

（三） 除非出于紧急情况或与主管当局进行联系的需要，或得到主管当局的批准，否则搭乘航空器或船舶的旅客应保持原位，也不得在航空器或船舶内挪动货物；以及

（四） 完成主管当局要求的所有相关卫生措施后，航空器或船舶可继续前往原定着陆或停泊的机场或港口，如因技术原因不能前往，可前往方便的机场或港口。

六、 虽然有本条的规定，船长或机长可为了交通工具上旅客的健康和安全而采取认为必需的紧急措施。他（她）应将根据本款采取的任何措施尽早告知主管当局。

第二十九条 入境口岸的民用货车、火车和客车

世界卫生组织应与缔约国协商，制定对入境口岸和通过陆路口岸的民用货车、火车和客车所采取卫生措施的指导原则。

第三章-对旅行者的特别条款

第三十条 接受公共卫生观察的旅行者

除第四十三条另有规定外或适用的国际协议另行授权，如在抵达时接受公共卫生观察的可疑旅行者不构成直接的公共卫生风险，而缔约国将其预期到达的时间通知已知入境口岸的主管当局，则可允许该旅行者继续国际旅行。该旅行者在抵达后应向该主管当局报告。

第三十一条 与旅行者入境有关的卫生措施

一、 不得将创伤性医学检查、疫苗接种或其他预防措施作为旅行者进入某个缔约国领土的条件。但除第三十二条、第四十二条和第四十五条另有规定外，本条例不排除缔约国在以下情况中要求实行医学检查、疫苗接种或其他预防措施或者提供疫苗接种或其他预防措施的证明：

（一） 对确定是否存在公共卫生风险有必要；

（二） 作为申请临时或长期居留的旅行者入境的条件；

(三) 根据第四十三条或附件6和附件7作为任何旅行者入境的条件；或

(四) 根据第二十三条可予以实行。

二、 如果缔约国根据本条第一款要求旅行者接受医学检查、疫苗接种或其他预防措施，而旅行者本人不同意采取任何此类措施或拒绝提供第二十三条第一款第（一）项提及的信息或文件，则有关缔约国可根据第三十二条、第四十二条和第四十五条拒绝该旅行者入境。若有证据表明存在危急的公共卫生风险，则缔约国根据其国家法规并出于控制此风险的必要，可强制旅行者接受或根据第二十三条第三款建议旅行者接受：

(一) 创伤性和侵扰性最小、但可达到公共卫生目的的医学检查；

(二) 疫苗接种或其他预防措施；或

(三) 预防或控制疾病传播的其他常用的卫生措施，包括隔离、检疫或让旅行者接受公共卫生观察。

第三十二条 旅行者的待遇

在实行本条例规定的卫生措施时，缔约国应该以尊重其尊严、人权和基本自由的态度对待旅行者，并尽量减少此类措施引起的任何不适或痛苦，包括：

(一) 以礼待人，尊重所有旅行者；

(二) 考虑旅行者的性别、社会文化、种族或宗教等方面的关注；以及

(三) 向接受检疫、隔离、医学检查或其他公共卫生措施的旅行者提供或安排足够的食品和饮水、适宜的住处和衣服，保护其行李和其他财物，给予适宜的医疗，如可能，以其理解的语言提供必要交流方式和其他适当的帮助。

第四章－对货物、集装箱和集装箱装卸区的特别条款

第三十三条 转口货物

除非第四十三条规定或经适用的国际协议授权，否则除活的动物外，无须转运的转口货物不应该接受本条例规定的卫生措施或出于公共卫生目的而被扣留。

第三十四条 集装箱和集装箱装卸区

一、 缔约国应该在可行的情况下确保集装箱托运人在国际航行中使用的集装箱保持无感染源或污染源，包括无媒介和宿主，特别是在拼箱过程中。

二、 缔约国应该在可行的情况下确保集装箱装卸区保持无感染源或污染源，包括无媒介和宿主。

三、 一旦缔约国认为国际集装箱装卸量非常繁重时，主管当局应该采取符合本条例的一切可行措施，包括进行检查，评估集装箱装卸区和集装箱的卫生状况，以确保本条例规定的义务得到履行。

四、 在可行的情况下，集装箱装卸区应配备检查和隔离集装箱的设施。

五、 多用途使用集装箱时，集装箱托运人和受托人应当尽力避免交叉污染。

第六编 – 卫生文件

第三十五条 一般规定

除本条例或世界卫生组织发布的建议所规定的卫生文件外，在国际航行中不应要求其他卫生文件，但本条不适用于申请临时或长期居留的旅行者，也不适用于根据适用的国际协议有关国际贸易中物品或货物公共卫生状况的文件要求。主管当局可要求旅行者填写符合第二十三条所规定要求的通讯地址表和关于旅行者健康情况的调查表。

第三十六条 疫苗接种或其他预防措施证书

一、 根据本条例或建议对旅行者进行的疫苗接种或预防措施以及与此相关的证书应当符合附件6的规定，适用时应当符合附件7有关特殊疾病的规定。

二、 除非主管当局有可证实的迹象和（或）证据表明疫苗接种或其他预防措施无效，否则持有与附件6及适用时附件7相符的疫苗接种或其他预防措施证书的旅行者不应当由于证明中提及的疾病而被拒绝入境，即使该旅行者来自受染地区。

第三十七条 航海健康申报单

一、 船长在到达缔约国领土的第一个停靠港口前应当查清船上的健康情况，而且除非缔约国不要求，否则船长应该在船舶到达后，或如果船舶有此配备且缔约国要求事先提交，在船舶到达之前，填写航海健康申报单，并提交给该港口的主管当局；如果带有船医，航海健康申报单则应当有后者的副签。

二、 船长或船医应该提供主管当局所要求的有关国际航行中船上卫生状况的任何信息。

三、 航海健康申报单应当符合附件8规定的示范格式。

四、 缔约国可决定：

（一） 免予所有到港船舶提交航海健康申报单；或

（二） 根据对来自受染地区船舶的建议，要求其提交航海健康申报单或要求可能受感染或污染的船舶提交此文件。

缔约国应该将以上要求通知船舶运营者或其代理。

第三十八条 航空器总申报单的卫生部分

一、 除非缔约国无此要求，航空器机长或其代表在飞行期间或在着陆于缔约国领土的第一个机场后应当尽其所能填写并向该机场的主管当局提交航空器总申报单的卫生部分，后者应符合附件9规定的示范格式。

二、 航空器机长或其代表应该提供缔约国所要求的有关国际航行中机舱卫生状况和航空器采取的卫生措施的任何信息。

三、 缔约国可决定：

（一） 免予所有到达的航空器提交航空器总申报单的卫生部分；或

（二） 根据对来自受染地区航空器的建议要求提交航空器总申报单的卫生部分或要求可能携带感染或污染的航空器提交此文件。

缔约国应该将以上要求通知航空器运营者或其代理。

第三十九条 船舶卫生证书

一、 船舶免予卫生控制措施证书和船舶卫生控制措施证书的有效期最长应为六个月。如果所要求的检查或控制措施不能在港口完成，此期限可延长一个月。

二、 如果未出示有效的船舶免予卫生控制措施证书或船舶卫生控制措施证书，或在船上发现公共卫生风险的证据，缔约国可根据第二十七条第一款行事。

三、 本条提及的证书应当符合附件3的示范格式。

四、 只要有可能,控制措施应当在船舶和船舱腾空时进行。如果船舶有压舱物,应在装货前进行。

五、 如圆满完成需要进行的控制措施,主管当局应该签发船舶卫生控制措施证书,注明发现的证据和采取的控制措施。

六、 主管当局如对船舶无感染或污染,包括无媒介和宿主状况表示满意,可在第二十条规定的任何港口签发船舶免予卫生控制措施证书。只有当船舶和船舱腾空时,或只剩下压舱水或其他材料,而根据其性质和摆放方式可对船舱进行彻底检查时,才能对船舶进行检查,检查后通常应签发证书。

七、 如果执行控制措施的港口主管当局认为,由于执行措施的条件有限,不可能取得满意的结果,主管当局应该在船舶卫生控制措施证书上如实注明。

第七编 – 收费

第四十条 对关于旅行者的卫生措施收费

一、 除申请临时或长期居留的旅行者以及符合本条第二款规定外,缔约国根据本条例对以下公共卫生保护措施不得收取费用:

(一) 根据本条例进行的医学检查,或缔约国为确定被检查旅行者健康状况而可能要求进行的任何补充检查;

(二) 为到达旅行者进行的任何疫苗接种或其他预防措施,如其属于未公布的要求或者在进行疫苗接种或其他预防措施之前十天内公布的要求;

(三) 要求对旅行者进行合适的隔离或检疫;

(四) 为说明采取的措施和采取措施日期而为旅行者颁发的证书;或

(五) 对旅行者随身行李采取的卫生措施。

二、 缔约国可对除本条第一款中提及的卫生措施之外的其他卫生措施,包括主要有益于旅行者的措施,收取费用。

三、 对根据本条例规定对旅行者采取的此类卫生措施收费时,每个缔约国对此类收费只应有一种价目表,而且每次收费应:

(一) 与价目表相符;

(二) 不超过提供服务的实际成本;以及

(三) 不分旅行者的国籍、住所或居留地。

四、 价目表及其任何修订应当至少在征收前十天公布。

五、 本条例决不阻止缔约国寻求收回在采取本条第一款中卫生措施时产生的费用:

(一) 向交通工具运营者或所有者收取的用于其雇员的费用;或

(二) 向有关保险来源收取的费用。

六、 在任何情况下都不得因有待交付本条第一款或第二款中提及的费用而阻碍旅行者或交通工具运营者离开缔约国领土。

第四十一条 对行李、货物、集装箱、交通工具、物品或邮包的收费

一、 对根据本条例规定对行李、货物、集装箱、交通工具、物品或邮包采取的卫生措施收费时,每个缔约国对此类收费只应有一种价目表,而且每次收费应:

(一) 与价目表相符;

(二) 不超过提供服务的实际成本;以及

(三) 不区分行李、货物、集装箱、交通工具、物品或邮包的国籍、旗帜、注册或所有权,特别不应对行李、货物、集装箱、交通工具、物品或邮包有本国和外国之分。

二、 价目表及其任何修订应当至少在征收前十天公布。

第八编-一般条款

第四十二条 卫生措施的执行

根据本条例采取的卫生措施应当无延误地开始和完成,以透明和无歧视的方式实施。

第四十三条 额外的卫生措施

一、 本条例不应妨碍缔约国为应对特定公共卫生风险或国际关注的突发公共卫生事件,根据本国有关法律和国际法义务采取卫生措施。此类措施:

(一) 可获得与世界卫生组织的建议相同或更大程度的健康保护，或

(二) 根据第二十五条、第二十六条、第二十八条第一和二款、第三十条、第三十一条第一款第（三）项和第三十三条禁止使用，

但这些措施须符合本条例。

这些措施对国际交通造成的限制以及对人员的创伤性或侵扰性不应超过能适度保护健康的其他合理的可行措施。

二、 在决定是否执行本条第一款提及的卫生措施或第二十三条第二款、第二十七条第一款、第二十八条第二款和第三十一条第二款第（三）项规定的额外卫生措施时，缔约国的决定应基于：

(一) 科学原则；

(二) 现有的关于人类健康危险的科学证据，或者此类证据不足时，现有信息，包括来自世界卫生组织和其他相关政府间组织和国际机构的信息；以及

(三) 世界卫生组织的任何现有特定指导或建议。

三、 缔约国执行本条第一款所述并对国际交通造成明显干扰措施的额外卫生措施时，应该向世界卫生组织提供采取此类措施的公共卫生依据和有关科学信息。世界卫生组织应与其他缔约国分享这种信息并应分享关于所执行卫生措施的信息。就本条而言，明显干扰一般是指拒绝国际旅行者、行李、货物、集装箱、交通工具、物品等入境或出境或延误入境或出境24小时以上。

四、 对本条第三款和第五款提供的信息和其他相关信息进行评估后，世界卫生组织可要求有关缔约国重新考虑此类措施的执行。

五、 缔约国应该在采取本条第一款和第二款所述的对国际交通造成明显干扰的额外卫生措施后48小时内，向世界卫生组织报告此类措施及其卫生依据，临时或长期建议中涵盖的措施除外。

六、 缔约国根据本条第一款或第二款采取卫生措施，应该在三个月内考虑世界卫生组织的意见和本条第二款中的标准对这种措施进行复查。

七、 在不影响第五十六条权利的情况下，受到根据本条第一款或第二款采取措施影响的任何缔约国可要求采取此类措施的缔约国与之协商。协商的目的是为了明确该措施的科学信息和公共卫生依据并找到共同接受的解决方案。

八、 本条的规定可适用于执行涉及参加群体性集会的旅行者的措施。

第四十四条 合作和援助

一、 缔约国应尽可能在以下方面相互合作：

（一） 根据条例规定，发现和评估事件并采取应对措施；

（二） 提供或促进技术合作和后勤支持，特别在发展、加强和保持本条例所要求的公共卫生能力方面；

（三） 筹集财政资源以促进履行其根据本条例承担的义务；以及

（四） 为履行本条例制订法律草案和其他法律和行政规定。

二、 世界卫生组织应该应要求尽可能在以下方面与缔约国合作：

（一） 评价和评估其公共卫生能力，以促进本条例的有效实施；

（二） 向缔约国提供技术合作和后勤支持或给予方便；并

（三） 筹集财政资源以支持发展中国家建设、加强和保持附件1所规定的能力。

三、 本条所涉的合作可通过包括双边在内的多渠道，通过区域网络和世界卫生组织区域办事处以及政府间组织和国际机构实施。

第四十五条 个人资料的处理

一、 缔约国对根据本条例从另一缔约国或从世界卫生组织收集或收到的、涉及身份明确或可查明身份的个人的健康信息，应根据国家法律要求保密并匿名处理。

二、 虽然有第一款的规定，如对评估和管理公共卫生风险至关重要，缔约国可透露和处理个人资料，但缔约国，根据国家法律，和世界卫生组织必须确保个人资料：

（一） 得到公平、合法处理，并且不以与该目的不一致的方式予以进一步处理；

（二） 与该目的相比充分、相关且不过量；

（三） 准确且在必要时保持最新，必须采取一切合理措施确保删除或纠正不准确或不完整的资料；以及

（四） 保留期限不超过必需的时间。

三、 应要求,世界卫生组织应该在可行的情况下以可理解的形式向个人提供本条中提及的其个人资料,无不当延误或费用,且在必要时允许予以纠正。

第四十六条 诊断用生物物质、试剂和材料的运输和处理

缔约国应该根据国家法律并考虑到有关国际准则,便利根据本条例用于核实和公共卫生应对目的的生物物质、诊断样本、试剂和其他诊断材料的运输、入境、出境、处理和销毁。

第九编-《国际卫生条例》专家名册、突发事件委员会和审查委员会

第一章-《国际卫生条例》专家名册

第四十七条 组成

总干事应该确立由所有相关专业领域的专家组成的名册(以下简称"《国际卫生条例》专家名册")。除非本条例另有规定,总干事应该根据《世界卫生组织专家咨询团和专家委员会条例》(以下简称《世界卫生组织咨询团条例》)任命《国际卫生条例》专家名册成员。此外,总干事应根据每个缔约国的要求任命一名成员,并酌情任命有关政府间组织和区域经济一体化组织建议的专家。有意的缔约国应将拟推荐为咨询团成员的每位专家的资历和专业领域报告总干事。总干事应将《国际卫生条例》专家名册的组成定期通知缔约国以及有关政府间组织和区域经济一体化组织。

第二章-突发事件委员会

第四十八条 职责和组成

一、 总干事应成立突发事件委员会,该委员会应总干事要求就以下方面提出意见:

(一) 某个事件是否构成国际关注的突发公共卫生事件;

(二) 国际关注的突发公共卫生事件的结束;以及

(三) 建议发布、修改、延续或撤消临时建议。

二、 突发事件委员会应由总干事从《国际卫生条例》专家名册和酌情从本组织其他专家咨询团选出的专家组成。总干事应从保证审议某个具体事件及其后果连续性的角度出发确定委员的任期。总干事应根据任何特定会议所需要的专业知识和经验并适当考虑地域公平代表性原则选定突发事件委员会的成员。突发事件委员会至少有一名成员应当是在其领土内发生事件的缔约国提名的专家。

三、 总干事根据本人的动议或应突发事件委员会的要求可任命一名或多名技术专家担任该委员会的顾问。

第四十九条 程序

一、 总干事应根据最接近正发生的具体事件的专业和经验的领域从第四十八条第二款提及的专家中选出若干专家，召开突发事件委员会会议。为本条的目的，突发事件委员会"会议"可包括远程会议、视频会议或电子通讯。

二、 总干事应向突发事件委员会提供会议议程和有关事件的信息，包括缔约国提供的信息，以及总干事拟发布的任何临时建议。

三、 突发事件委员会应当选举主席并在每次会议后撰写会议进程和讨论情况的简要报告，包括任何对建议的意见。

四、 总干事应邀请在本国领土上发生事件的缔约国向突发事件委员会陈述意见。为此，总干事应根据需要尽量提前将突发事件委员会的会议日期和议程通知有关缔约国。但有关缔约国不可为陈述意见而要求推迟突发事件委员会会议。

五、 突发事件委员会的意见应提交总干事酌定。总干事应对此作出最终决定。

六、 总干事应就国际关注的突发公共卫生事件的确定和结束、有关缔约国采取的任何卫生措施、任何临时建议及此类建议的修改、延续和撤消以及突发事件委员会的意见与缔约国进行沟通。总干事应通过缔约国向交通工具运营者并向有关国际机构通报此类临时建议，包括其修改、延续或撤销。总干事应随后向公众公布此类信息和建议。

七、 在本国领土上发生事件的缔约国可向总干事提出国际关注的突发公共卫生事件已经结束和（或）建议撤销临时建议，并就此向突发事件委员会陈述意见。

第三章-审查委员会

第五十条 职责和组成

一、 总干事应该成立审查委员会,其职责如下:

(一) 就本条例的修订,向总干事提出技术性建议;

(二) 向总干事提出有关长期建议及对其修改或撤消的技术性意见;

(三) 向总干事就其所交付的与本条例的实施有关的任何事宜提供技术性意见。

二、 审查委员会应被视为专家委员会,应服从于《世界卫生组织咨询团条例》,除非本条另有规定。

三、 总干事应从《国际卫生条例》专家名册成员和适当时从本组织其他专家咨询团成员中挑选和任命审查委员会成员。

四、 总干事应确定应邀参加审查委员会会议的成员人数,决定开会日期和会期,并召集会议。

五、 总干事任命的审查委员会成员只应在一次会议工作期间任职。

六、 总干事在地域公平代表性原则、性别平衡、来自发达国家和发展中国家专家之间的平衡、世界不同地区各种科学观点、方法和实践经验的代表性以及适当的学科间平衡的基础上挑选审查委员会成员。

第五十一条 会议进程的掌握

一、 审查委员会的决定应当以出席和投票的成员多数通过。

二、 总干事应该邀请会员国、联合国及其专门机构和其他相关政府间组织或与世界卫生组织有正式关系的非政府组织指定代表出席委员会会议。以上代表可提交备忘录,并经主席同意就讨论中的议题发言,但无表决权。

第五十二条 报告

一、 审查委员会应该为每次会议起草报告,陈述委员会意见和建议。此报告应在当次会议结束前经审查委员会批准。报告中的意见和建议对世界卫生组织无约束力,应作为对总干事的建议提出。报告文本未经委员会同意不可修改。

二、 如果审查委员会对审查结果意见不一,任何成员有权在个人或集体报告中表述不同专业观点,陈述坚持不同意见的理由,此类报告应成为审查委员会报告的一部分。

三、 审查委员会的报告应提交总干事,总干事应将委员会的意见和建议提请卫生大会或执行委员会审议和采取行动。

第五十三条 长期建议的程序

如果总干事认为长期建议对于某个特定的公共卫生风险是必要和适当的,总干事应该征询审查委员会的意见。除第五十条至第五十二条的相关条款外,以下条款亦应适用:

(一) 有关长期建议及其修改或撤消的提议可由总干事或由缔约国通过总干事提交审查委员会;

(二) 任何缔约国可提交供审查委员会审议的相关信息;

(三) 总干事可要求任何缔约国、政府间组织或与世界卫生组织有正式关系的非政府组织向审查委员会提供所掌握的有关审查委员会提议的长期建议问题的信息,供其参考;

(四) 总干事可应审查委员会要求或主动任命一名或数名技术专家担任审查委员会的顾问,顾问无表决权;

(五) 任何包含审查委员会有关长期建议的意见和建议的报告应当提请总干事审议和作出决定,总干事应该向卫生大会报告审查委员会的意见和建议;

(六) 总干事应该将任何长期建议、对此类建议的修改或撤消以及审查委员会的意见一并通报缔约国;

(七) 长期建议应该由总干事向随后一届卫生大会提交供审议。

第十编-最终条款

第五十四条 报告和审查

一、 缔约国和总干事应该根据卫生大会的决定向卫生大会报告本条例的执行情况。

二、 卫生大会应该定期审查本条例的实施情况。为此目的,卫生大会可通过总干事要求审查委员会提出意见。第一次审查应不迟于本条例生效后五年进行。

三、 世界卫生组织应定期开展研究以审查和评价附件2的实施情况。第一次审查应不迟于本条例生效后一年开始。审查的结果应酌情提交卫生大会审议。

第五十五条 修正

一、 对本条例的修正可由任何缔约国或总干事提出。修正提案应该提交卫生大会审议。

二、 任何提议的修正案文本应该由总干事至少在拟审议此修正案的卫生大会前四个月通报所有缔约国。

三、 卫生大会根据本条通过的对本条例的修正案，应该以与《世界卫生组织组织法》第二十二条和本条例第五十九条至第六十四条规定相同的条件及权利和义务，在所有缔约国中生效。

第五十六条 争端的解决

一、 如两个或两个以上缔约国之间就本条例的解释或执行发生争端，有关缔约国应首先通过谈判或其自行选择的任何其他和平方式寻求解决此争端，包括斡旋、调停或和解。未能达成一致的，并不免除争端各当事方继续寻求解决该争端的责任。

二、 如果通过本条第一款所述方式未能解决争端，有关缔约国可商定将争端提交总干事，总干事应该尽全力予以解决。

三、 缔约国可在任何时候以书面方式向总干事声明，对于以本国为当事国的本条例解释或执行方面的所有争端或对于与接受同样义务的任何其他缔约国有关的某个具体争端，接受仲裁是强制性的。仲裁应根据提出仲裁要求时适用的常设仲裁法庭仲裁两个国家间争端的任择规则进行。同意接受强制性仲裁的缔约国应该接受仲裁裁决具有约束力而且是最终的。总干事应酌情向卫生大会通报此类行动。

四、 本条例不应损害缔约国根据其参加的任何国际协议将争端诉诸该协议建立的或其他政府间组织的争端解决机制的权利。

五、 世界卫生组织与一个或多个缔约国就本条例的解释或执行发生的争端，应提交卫生大会。

第五十七条 与其他国际协议的关系

一、 缔约国认识到，《国际卫生条例》和其他相关的国际协议应该解释为一致。《国际卫生条例》的规定不应该影响任何缔约国根据其他国际协议享有的权利和承担的义务。

二、 根据本条第一款,本条例不应妨碍具有卫生、地域、社会或经济方面的某些共同利益的缔约国缔结特别条约或协议,以促进本条例的实施,特别在以下方面:

(一) 在不同国家的毗邻领土之间直接快速交流公共卫生信息;

(二) 对国际沿海交通和其管辖范围内水域的国际交通拟采取的卫生措施;

(三) 在不同国家毗邻领土的共同边境拟采取的卫生措施;

(四) 用专门改装的运输工具运送受染人员或受染尸体(骸骨)的安排;以及

(五) 灭鼠、除虫、消毒、除污或使物品无致病因子的其他处理措施。

三、 在不损害本条例规定义务的情况下,作为某个区域经济一体化组织成员国的各缔约国应该在其相互关系中实行该区域经济一体化组织施行的共同规则。

第五十八条 国际卫生协议和条例

一、 除非第六十二条另有规定及下述例外,在受本条例约束的国家之间以及这些国家和世界卫生组织之间,本条例应该取代下列国际卫生协议和条例:

(一) 一九二六年六月二十一日于巴黎签署的《国际卫生公约》;

(二) 一九三三年四月十二日于海牙签署的《国际航空卫生公约》;

(三) 一九三四年十二月二十二日于巴黎签署的《免予健康证书的国际协议》;

(四) 一九三四年十二月二十二日于巴黎签署的《免予健康证书领事签证的国际协议》;

(五) 一九三八年十月三十一日于巴黎签署的修正一九二六年六月二十一日《国际卫生公约》的公约;

(六) 一九四四年十二月十五日于华盛顿开放供签署的一九四四年《国际卫生公约》(修改一九二六年六月二十一日的《国际卫生公约》);

(七) 一九四四年十二月十五日于华盛顿开放供签署的一九四四年《国际航空卫生公约》(修改一九三三年四月十二日的《国际卫生公约》);

(八) 于华盛顿签署的延长一九四四年《国际卫生公约》的一九四六年四月二十三日议定书;

(九) 于华盛顿签署的延长一九四四年《国际航空卫生公约》的一九四六年四月二十三日议定书；

(十) 一九五一年《国际公共卫生条例》以及一九五五年、一九五六年、一九六〇年、一九六三年和一九六五年的补充条例；以及

(十一) 一九六九年《国际卫生条例》以及一九七三年和一九八一年的修正案。

二、 一九二四年十一月十四日于哈瓦那签署的泛美卫生法典依然有效，但第二条、第九条、第十条、第十一条、第十六条至第五十三条、第六十一条和第六十二条除外，本条第一款的相关部分应对此适用。

第五十九条 生效、拒绝或保留的期限

一、 为执行《世界卫生组织组织法》第二十二条规定，对本条例或其修正案作出拒绝或保留的期限，应该自总干事通报卫生大会通过本条例或其修正案之日起十八个月。总干事在此期限以后收到的任何拒绝或保留应属无效。

二、 本条例应该在本条第一款提及的通报日后二十四个月生效，但以下缔约国不在此列：

(一) 根据第六十一条拒绝本条例或其修正的国家；

(二) 虽提出保留、但本条例仍应根据第六十二条规定对其生效的国家；

(三) 在本条第一款提及的总干事通报日后成为世界卫生组织会员国并且尚不是本条例缔约国的国家，本条例应该根据第六十条的规定对其生效；以及

(四) 接受本条例、但不是世界卫生组织会员国的国家，本条例应该根据第六十四条第一款的规定对其生效。

三、 如果一个国家不能在本条第二款规定的期限内完全根据本条例调整其国内立法和行政安排，该国应在本条第一款规定的期限内向总干事申明有待作出的调整并最迟在本条例对该缔约国生效后十二个月实现这些调整。

第六十条 世界卫生组织的新会员国

在第五十九条第一款提及的总干事通知日以后成为世界卫生组织会员国、但当时尚不是本条例缔约国的任何国家，可在成为世界卫生组织会员国后自总干事向其通报之日起十二个月内，告知其对本条例的拒绝或任何保留。除非拒绝，本条例应该在上述期

限届满后对该国生效，但以第六十二条和六十三条规定为限。本条例在任何情况下都不得早于第五十九条第一款提及的通知日期后二十四个月对该国生效。

第六十一条 拒绝

如果一个国家在第五十九条第一款规定的期限内通知总干事拒绝本条例或其修正案，则本条例或其修正案不应对该缔约国生效。但第五十八条所列、该国已参加的任何国际卫生协议或条例仍然对该国有效。

第六十二条 保留

一、 国家可根据本条对本条例提出保留。这种保留不应与本条例的宗旨和目的不符。

二、 应酌情根据第五十九条第一款和第六十条、第六十三条第一款或第六十四条第一款向总干事通报对本条例的保留。非世界卫生组织会员国的国家如有任何保留意见，应在通知接受本条例时通知总干事。提出保留的国家应向总干事提供保留的理由。

三、 拒绝本条例的部分内容应被视为保留。

四、 根据第六十五条第二款，总干事应通报根据本条第二款收到的每项保留。总干事应：

（一） 如果保留是在本条例生效之前提出的，则要求未拒绝本条例的会员国在六个月内向其报告对保留的任何反对意见，或者

（二） 如果保留是在本条例生效之后提出的，则要求缔约国在六个月内向其报告对保留的任何反对意见。

反对某项保留的国家应向总干事提供反对的理由。

五、 在此期限之后，总干事应向所有缔约国通报其收到的对保留的反对意见。除非在本条第四款提及的通报之日起六个月期限结束时一项保留已遭到本条第四款中提及的三分之一国家的反对，否则应认为该保留被接受，而且本条例应对保留国生效，但以保留为条件。

六、 如果在本条第四款提及的通报之日起六个月期限结束时，本条第四款中提及的国家至少有三分之一对保留提出反对意见，则总干事应通知保留国以便其考虑在总干事通知之日起三个月内撤回保留。

七、 保留国应继续履行该国在第五十八条所列的任何国际卫生协议或条例中已经同意的任何与保留事宜相应的义务。

八、 如果保留国在本条第六款中提及的总干事通知之日起三个月内未撤回保留，应保留国要求，总干事应该征求审查委员会的意见。审查委员会应该根据第五十条，就该保留对本条例实施的实际影响尽快向总干事提出意见。

九、 总干事应该将保留或审查委员会的意见提交卫生大会审议。如果卫生大会因为保留与本条例的宗旨和目的不符，以多数票反对，则该保留不被接受。本条例只有在保留国根据第六十三条撤回其保留后才能对之生效。如卫生大会接受保留，则本条例应对保留国生效，但以保留为条件。

第六十三条 拒绝和保留的撤回

一、 国家可在任何时候通知总干事撤回根据第六十一条所作的拒绝。在此情况下，本条例将在总干事收到通知之日起对该国生效。在该国撤回拒绝时提出保留的情况下，本条例应根据第六十二条的规定生效。本条例在任何情况下都不得早于第五十九条第一款提及的通知日期后二十四个月对该国生效。

二、 有关缔约国可在任何时候通知总干事撤回全部或部分保留。在此情况下，该撤回应在总干事收到通知之日起生效。

第六十四条 非世界卫生组织会员国的国家

一、 非世界卫生组织会员国的任何国家，如为第五十八条所列的任何国际卫生协议或条例的缔约国或总干事已向其通报本条例得到世界卫生大会通过，可通知总干事接受本条例而成为本条例的缔约国。除第六十二条规定以外，此接受应该在本条例生效之日起开始生效，或者如果关于接受本条例的通知在此日期后发出，则在总干事收到通知之日后三个月生效。

二、 成为本条例缔约国的非世界卫生组织会员国的任何国家可以在任何时候通过通知总干事的方式撤回对本条例的参加，此撤回应在总干事收到通知后六个月生效。撤回的国家自此日起应恢复实施第五十八条所列、以前参加的任何国际协议或条例的条款。

第六十五条 总干事的通报

一、 总干事应该将卫生大会通过本条例一事通报所有世界卫生组织会员国和准会员以及第五十八条所列的任何国际卫生协议或条例的其他缔约国。

二、 总干事还应该将根据第六十条至第六十四条世界卫生组织分别收到的通知以及卫生大会根据第六十二条做出的任何决定通报这些国家以及参加本条例或其任何修正的任何其他国家。

第六十六条 作准文本

一、 本条例的阿拉伯文、中文、英文、法文、俄文和西班牙文文本应同等作准。本条例的正本应保存于世界卫生组织。

二、 总干事应该随同第五十九条第一款规定的通报将经核证无误的副本寄送给所有会员国和准会员以及第五十八条所列的任何一项国际卫生协议或条例的其他缔约国。

三、 本条例一旦生效,总干事应该根据《联合国宪章》第一百零二条将经核证无误的副本交联合国秘书长登记。

附件1

一、监测和应对的核心能力要求

（一）缔约国应该利用现有的国家机构和资源，满足本条例规定的核心能力要求，包括以下方面：

1. 监测、报告、通报、核实、应对和合作活动；以及

2. 指定机场、港口和陆路口岸的活动。

（二）每个缔约国应该在本条例对本国生效后两年内评估现有国家机构和资源满足本附件所述的最低要求的能力。根据评估结果，缔约国应制定和实施行动计划，以确保根据第五条第一款和第十三条第一款的规定在本国全部领土内使上述核心能力到位，并发挥作用。

（三）缔约国和世界卫生组织应支持本附件所述的评估、计划和实施过程。

（四）当地社区层面和（或）基层公共卫生应对层面的能力要求：

1. 发现在本国领土的所有地区于特定时间和地点发生的超过预期水平的涉及疾病或死亡的事件；和

2. 立即向相应的卫生保健机构报告所掌握的一切重要信息。在社区层面，应该向当地社区卫生保健机构或合适的卫生人员报告。在基层公共卫生层面，应该根据组织结构向中层或国家机构报告。就本附件而言，重要信息包括：临床记录、实验室结果、风险的来源和类型、患病人数和死亡人数、影响疾病传播的条件和所采取的卫生措施；以及

3. 立即采取初步控制措施。

（五）中层公共卫生应对能力要求：

1. 确认所报告事件的状况并支持或采取额外控制措施；以及

2. 立即评估报告的事件，如发现情况紧急，则向国家级机构报告所有重要信息。就本附件而言，紧急事件的标准包括严重的公共卫生影响和（或）不寻常或意外的、传播可能大的特性。

（六）国家层面评估和通报的能力要求：

1. 在48小时内评估所有紧急事件的报告；以及

2. 如评估结果表明，根据第六条第一款和附件2该事件属应通报事件，则通过《国际卫生条例》国家归口单位根据第七条和第九条第二款的要求立即通报世界卫生组织。

国家层面公共卫生应对的能力要求：

1. 迅速决定为防止国内和国际传播需采取的控制措施；

2. 通过专业人员、对样品的实验室分析（在国内或通过合作中心）和后勤援助（如设备、供应和运输）提供支持；

3. 提供需要的现场援助，以补充当地的调查；

4. 与高级卫生官员和其他官员建立直接业务联系，以迅速批准和执行遏制和控制措施；

5. 与其他有关政府部门建立直接联系；

6. 以现有最有效的通讯方式与医院、诊所、机场、港口、陆路口岸、实验室和其他重要的业务部门联系，以传达从世界卫生组织收到的关于在缔约国本国领土和其他缔约国领土上发生事件的信息和建议；

7. 制定、实施和保持国家突发公共卫生事件应急预案，包括建立多学科、多部门工作组以应对可构成国际关注的突发公共卫生情况的事件；以及

8. 全天24小时执行上述措施。

二、指定机场、港口和陆路口岸的核心能力要求

（一）随时具备以下能力：

1. 能提供（1）地点适宜的医疗服务机构（包括诊断设施），（2）足够的医务人员、设备和场所，以使患病的旅行者得到迅速的诊治；

2. 能调动设备和人员，以便将患病的旅行者运送至适当的医疗设施；

3. 配备受过培训的人员检查交通工具；

4. 通过酌情开展卫生监督工作，确保使用入境口岸设施的旅行者拥有安全的环境，包括检查饮水供应、餐饮点、班机服务设施、公共洗手间、固体和液体废物处理措施和其他潜在的危险地方；以及

5. 制定尽可能切实可行的计划并提供受过培训的人员，以控制入境口岸及其附近的媒介和宿主。

（二）应对可能的国际关注的突发公共卫生事件，具备以下能力：

1. 通过建立和完善突发公共卫生事件应急预案，为突发公共卫生事件提供适当的应对措施，包括在相应的入境口岸、公共卫生和其他机构和服务部门任命协调员和指定联系点；

2. 评估和诊治受染的旅行者或动物，为此与当地医疗和兽医机构就其隔离、治疗和可能需要的其他支持性服务做出安排；

3. 提供与其他旅行者分开的适当场地，以便对嫌疑受染或受染的人员进行访视；

4. 对嫌疑旅行者进行评估，必要时进行检疫，检疫设施最好远离入境口岸；

5. 采取建议的措施，对行李、货物、集装箱、交通工具、物品或邮包进行除虫、灭鼠、消毒、除污，或进行其他处理，包括适当时在为此目的特别指定和装备的场所采取这些措施；

6. 对到达和离港的旅行者采取出入境控制措施；以及

7. 调动专用设备和穿戴合适个人防护装备的受过培训的人员，以便运送可能携带感染或污染的旅行者。

附件2
评估和通报可能构成国际关注的突发公共卫生事件的决策文件

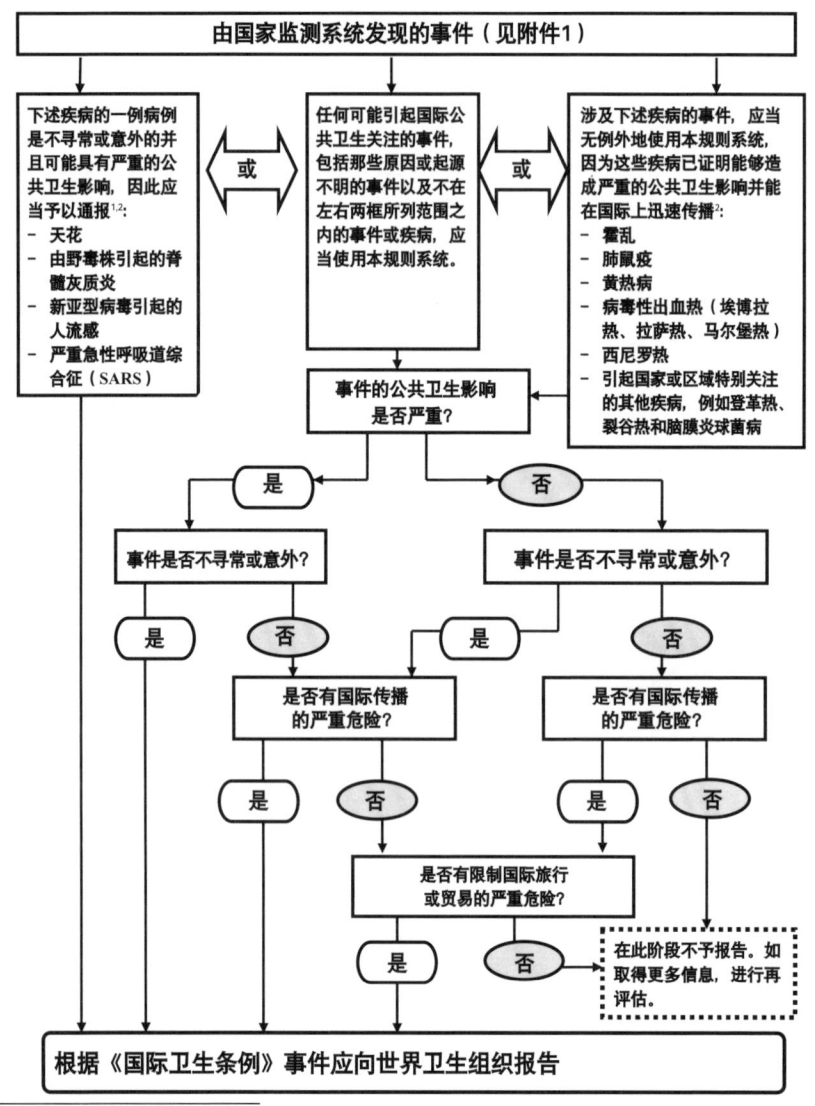

[1] 由世界卫生组织提供定义。
[2] 疾病清单应仅用于本条例的目的。

为评估和通报可能构成国际关注的突发公共卫生事件而适用决策文件的实例

本附件中的实例不具有约束力，其目的是为协助解释决策文件的标准提供指导

事件是否至少符合以下两个标准？

	一、事件的公共卫生影响是否严重？
事件的公共卫生影响是否严重？	1. *此类事件造成的病例数和（或）死亡数对某地、某时或某人群而言是否众多？* 2. *此事件是否有可能产生重大的公共卫生影响？* 以下是导致重大公共卫生影响的情况实例： ✓ 由很有可能流行的病原体引起的事件（病原体的传染性、高病死率、多种传播途径或健康携带者）。 ✓ 治疗失效的指征（对抗生素新的或正在出现的耐药性、疫苗无效、耐受解毒剂或使之无效）。 ✓ 即使人间未发现病例或病例很少，此事件仍构成严重的公共卫生危害。 ✓ 在医务人员中报告病例。 ✓ 高危人群特别易受侵害（难民、免疫接种水平较低者、儿童、老人、免疫力低下者、营养不良者等）。 ✓ 有可能妨碍或推迟做出公共卫生反应的伴随因素（自然灾害、武装冲突、不利的气候条件、缔约国国内有多个疫源地）。 ✓ 事件发生在人口十分密集的地区。 ✓ 自然或非自然发生的有毒、传染性或其他有害物质的播散，使人群和（或）大范围的地理区域受染或有可能受染。 3. *是否需要外部援助，以便检测、调查、应对和控制当前事件或防止新病例的出现？* 以下为可能需要援助的实例： ✓ 人力、财力、物资或技术资源不足，特别是： — 调查事件的实验室或流行病学能力不足（设备、人员、财政资源）； — 解毒剂、药物和（或）疫苗和（或）防护设备、除污设备或辅助性设备难以满足预计的需要； — 现有的监测体系难以及时发现新病例。 **事件的公共卫生影响是否严重？** **如你对以上1、2或3回答"是"，则表示"严重"。**

	二、事件是否不寻常或意外？
事件是否不寻常或意外？	4. *事件是否不寻常？* 以下为不寻常事件的实例： ✓ 事件由未知因子引起，或其来源、载体和传播途径不寻常或不明。 ✓ 病例的发展比预期的严重（包括发病率或病死率），或症状罕见。 ✓ 事件本身对特定地区、季节或人群属于异常。 5. *从公共卫生的角度看，事件是否意外？* 以下为事件意外的实例： ✓ 引起事件的疾病（因子）已经在缔约国消灭或根除，或以前未报告过。 **事件是否不寻常或意外？** 如你对以上4或5回答"是"，则表示"不寻常或意外"。

	三、是否有国际传播的严重危险？
是否有国际传播的严重危险	6. *是否有证据表明与其他国家的类似事件存在流行病学联系？* 7. *是否存在任何因素，警示我们，此病原、载体或宿主有可能跨越国境？* 以下为有可能引发国际传播的情况实例： ✓ 在有当地传播证据的地方，存在指示病例（或其他有联系的病例）并且在上个月内有下述历史： —— 国际旅行（如属已知的病原体，则相当于潜伏期的时间）； —— 参加国际集会（朝圣、体育竞赛、会议等）； —— 与某位国际旅行者或某个高度流动的人群有密切接触。 ✓ 环境污染引起的事件，有跨境扩散的可能。 ✓ 事件发生在国际交通频繁的地区，而其卫生控制或环境检测或除污的能力有限。 **是否有国际传播的严重危险？** 如你对以上6或7回答"是"，则表示"有这种危险"。

	四、是否有限制国际旅行或贸易的严重危险？
是否有国际限制的危险？	8. 过去的类似事件是否导致国际贸易和（或）旅行限制？
	9. 事件的来源是否怀疑或已知是有可能受污染的食品、水或任何其他物品，而后者已向其他国家出口或从其他国家进口？
	10. 事件是否与某个国际性集会有联系，或者发生在国际旅游频繁的某个地区？
	11. 事件是否引起外国官员或国际媒体要求更多的信息？
	是否有限制国际贸易或旅行的严重危险？ 如你对以上8、9、10或11回答"是"，则表示"有这种危险"。

对事件是否符合以上四个标准（一 – 四）中的任何两个标准回答"是"的缔约国应根据《国际卫生条例》第六条通报世界卫生组织。

附件3

船舶免予卫生控制措施证书/船舶卫生控制措施证书示范格式

港口............ 日期............

此证书记录检查及 1. 免予控制措施和 2. 采取的控制措施

远洋轮或内陆船只的船名............ 船旗............ 登记/国际海事组织编号............
检查时，船舱未装货/装载............ 吨............ 货物............
检查官员姓名和地址............

船舶免予卫生控制措施证书

检查地区[系统和服务]	所见证据[1]	样品结果[2]	审查的文件	未发现采取所示的控制措施
厨房			医学日志	
食品储藏室			船舶日志	
仓库			其他	
货舱/货物				
住舱区				
- 船员				
- 高级船员				
- 旅客				
- 甲板				
饮用水				
垃圾				
压载水				
固体和医疗废物				
不流动水				
机舱				
医疗设施				
规定的其他区域 – 见附录				
凡不适用区域，须注明"不适用"				

未发现证据，船只被免予控制措施。
签发官员姓名、职称............ 签名和印章............

船舶卫生控制措施证书

采取的控制措施	再检查日期	有关所见条件的意见

在以下日期采取所示的控制措施。
日期............

[1] (1) 感染或污染的证据包括：所有生长期的媒介、媒介的动物宿主、媒介的啮齿动物或其他哺乳类动物、有害人类健康的微生物、化学物和其他危害、船上卫生措施不力的迹象。(2) 有关人间疾病的信息，以最方便的方式向船长提供分析结果，如需要再检查，则向与证书上标明的再检查日期相一致的下一个合适的停靠港口提供此证决结果。

[2] 船上采取样取得的结果。免予卫生控制措施证书和卫生控制措施证书的最长有效期为六个月，但如不能在港口进行检查，而且未发现感染或污染证据，则有效期可延长一个月。

船舶免予卫生控制措施证书/船舶卫生控制措施证书示范格式附录

检查地区/设施/系统[1]	所见证据	样品结果	审查的文件	采取的控制措施	再检日期	有关所见条件的意见
食品						
来源						
储存						
制备						
服务						
水						
来源						
储存						
配送						
废物						
存放						
处理						
销毁						
游泳池/疗养浴池						
设备						
操作						
医疗设施						
设备和医疗仪器						
操作						
药物						
其他检查区域						

[1] 凡表中不适用的区域，须注明"不适用"。

附件4

对交通工具和交通工具运营者的技术要求

一、 交通工具运营者

（一）交通工具运营者应为以下活动提供便利：

1. 检查货物、集装箱及交通工具；

2. 乘员的医学检查；

3. 根据本条例采取其他卫生措施；以及

4. 应缔约国要求提供相关的公共卫生信息。

（二）交通工具运营者应根据本条例的要求向主管当局提供有效的船舶免予卫生控制措施证书或船舶卫生控制措施证书或航海健康申报单，或航空器总申报单的卫生部分。

二、 交通工具

（一）根据本条例对行李、货物、集装箱、交通工具和物品采取的控制措施应尽可能避免对个人带来损伤或不适，或对行李、货物、集装箱、交通工具和物品造成损坏。应尽可能和酌情在交通工具和货舱腾空时采取控制措施。

（二）缔约国应该以书面形式说明对货物、集装箱或交通工具采取的措施、处理的部分、使用的方法和采取措施的理由。以上信息应向航空器负责人书面提交，如为船舶则在船舶卫生控制措施证书上载明。对于其他货物、集装箱或交通工具，缔约国应向发货人、收货人、承运人、交通工具负责人或各自代理书面发布此类信息。

附件5

针对媒介传播疾病的具体措施

一、 世界卫生组织应该定期公布一份地区名单，对来自这些地区的交通工具建议采取除虫或其他媒介控制措施。这些地区的确定应酌情遵循有关临时或长期建议的程序。

二、 对离开位于建议采取媒介控制措施地区的入境口岸的每个交通工具均宜采取除虫措施，并保持无媒介状况。凡是有本组织为此类措施建议的方法和材料时，理应予以采用。交通工具中存在媒介的情况和所采取的消灭媒介的措施应列入以下文件：

（一） 如为航空器，航空器总申报单的卫生部分，除非到达机场的主管当局免除申报单中的卫生部分；

（二） 如为船舶，船舶卫生控制措施证书；以及

（三） 如为其他交通工具，分别向发货人、收货人、承运人、交通工具负责人或其他代理人签发书面处理证明。

三、 如本组织建议的方法和材料得到采用，缔约国应接受其他国家对交通工具采取的除虫、灭鼠和其他控制措施。

四、 缔约国应建立规划，把可传播构成公共卫生危害的传染因子的媒介控制在离用于旅行者、交通工具、集装箱、货物和邮包业务的入境口岸设施地区至少400米，如发现较大范围的媒介，则应增加此最近距离。

五、 如果为了确定所采用的媒介控制措施是否成功需要进行追踪检查，则建议采取追踪检查的主管当局应将此要求事先通知有检查能力的下一个已知停靠港口或机场的主管当局。如为船舶，则应在船舶卫生控制措施证书上注明。

六、 如发现以下情况，交通工具应被视为有嫌疑，并应该检查是否存在媒介和宿主：

（一） 交通工具上有可能的媒介传播疾病的病例；

（二） 国际航行中的交通工具上出现了可能的媒介传播疾病的病例；或

（三） 在离开受染地区的期间内，交通工具上媒介仍可能携带疾病。

七、 如本附件第三款提及的控制措施或本组织建议的其他措施业已采用，则缔约国不应该禁止航空器在本国领土着陆或禁止船舶在本国领土停泊。但是，可要求来自受染地区的航空器或船舶着陆于该缔约国为此专门指定的机场或转向前往缔约国为此专门指定的另一港口。

八、 如果在某个缔约国领土上出现前述疾病的媒介，该缔约国可对来自媒介传播疾病受染地区的交通工具采取媒介控制措施。

附件6

疫苗接种、预防措施和相关证书

一、 附件7中规定或根据本条例建议进行的疫苗接种或其他预防措施应质量适宜；由世界卫生组织指定的疫苗和预防措施应经其批准。应要求，缔约国应该向世界卫生组织提供适当的证据说明根据本条例在其领土上使用的疫苗和预防措施是适宜的。

二、 对根据本条例接受疫苗接种或其他预防措施的人员，应根据本附件限定的示范格式发给疫苗接种或预防措施国际证书（以下称"证书"）。不得偏离本附件中规定的证书示范格式。

三、 只有使用经世界卫生组织批准的疫苗或预防措施，根据本附件签发的证书才有效。

四、 证书必须由临床医师亲笔签字，其应当是执业医师或其他经授权的卫生人员，负责监督疫苗接种或预防措施。证书必须盖有施种机构的正式印章；但印章不应被认为可替代签字。

五、 证书应用英文或法文填妥。除英文或法文外，也可另用其他语言填写。

六、 对证书的任何修改或涂抹或不填写其中的任何部分，均可使之无效。

七、 证书属于个人，任何情况下不得集体使用。对儿童应发给单独的证书。

八、 儿童不能书写时应由父母或监护人在证书上签字；文盲的签字应由本人以通常的方式画押并由他人注明这是他的画押。

九、 如果主管临床医师认为由于医学原因不宜接种疫苗或采取预防措施，应向本人说明理由，以英文或法文以及适宜时以英文或法文以外的另一种语言说明其意见，到达口岸的主管当局应予考虑。主管临床医师和主管当局应根据第二十三条第四款将不接种疫苗或不采取预防措施的任何风险告知本人。

十、 由军队发给部队现役军人的对等文件应该得到承认，可代替本附件所示格式的国际证书，若：

（一） 它包含的医学信息与此种格式所要求的基本相同；以及

（二） 它包含记录疫苗接种或预防措施性质和日期的英文和法文说明，适宜时还应有英文或法文以外的另一种语言的说明，其大意是：该文件乃根据本款的规定而签发。

疫苗接种或预防措施国际证书示范格式

兹证明..........................出生日期......................性别........................

国籍..............................国家身份证（如有）....................................

签名：...

根据《国际卫生条例》

在指明的日期接种了疫苗或接受了预防措施：

(疾病或疾患名称)...。

疫苗或预防措施	日期	主管临床医师的签名和专业状况	疫苗或预防制品的生产厂商和批号	证书有效期从……至……	施种机构的正式印章
1.					
2.					

只有使用经世界卫生组织批准的疫苗或预防措施，证书才有效。

证书必须由临床医师亲笔签字，其应当是监督疫苗接种或预防措施的执业医师或其他经授权的卫生人员。证书也必须盖有施种机构的正式印章；但印章不应被认为可替代签字。

对证书的任何更改或涂抹或不填写其中任何一部分，均可使之无效。

此证书的有效性将持续至对该特定疫苗接种或预防措施指明的日期。证书应当以英文或法文填写完整。在同一份文件上也可用除英文或法文外的另一种语言填写证书。

附件7

对于特殊疾病的疫苗接种或预防措施要求

一、 除了对疫苗接种或预防措施的任何建议外，作为进入某个缔约国的条件，旅行者可能需要有针对本条例专门规定的以下疾病的疫苗接种或预防措施的证明：

黄热病疫苗接种

二、 对黄热病疫苗接种的建议和要求：

(一) 适用于本附件：

1. 黄热病的潜伏期为6天；

2. 经世界卫生组织批准的黄热病疫苗在接种后10天开始发挥防止感染的保护效果；

3. 保护效果持续10年；以及

4. 黄热病疫苗接种证书的有效期应为10年，并从接种之日后10天开始或，如果在这10年中重新接种疫苗，则从重新接种之日开始。

(二) 对离开本组织确定存在黄热病传播危险的地区的任何旅行者均可要求接种黄热病疫苗。

(三) 如果旅行者持有的黄热病疫苗接种证书尚未生效，可允许该旅行者离境，但在抵达时可援引本附件第二款第(八)项中的规定。

(四) 持有有效的黄热病疫苗接种证书的旅行者不应被视为嫌疑人，即使他来自本组织确定存在黄热病传播危险的地区。

(五) 根据附件6第一款，所用的黄热病疫苗必须经本组织批准。

(六) 为了保证使用的操作和材料的质量和安全性，缔约国应在其领土内指定专门的黄热病疫苗接种中心。

(七) 凡受雇于本组织确定为存在黄热病传播危险地区的入境口岸的每一名工作人员，以及使用任何此类入境口岸的交通工具乘务员中的每一名成员均应持有有效的黄热病疫苗接种证书。

(八) 在本国领土上存在黄热病媒介的缔约国可要求来自本组织确定存在黄热病传播风险、而又不能出示有效的黄热病疫苗接种证书的旅行者接受检疫,直至证书生效,或直至不超过6天的期限(从最后可能接触感染的日期计算)已过,二者中以日期在先者为准。

(九) 尽管如此,可允许持有由经授权的卫生官员或经授权的卫生人员签字的免予黄热病疫苗接种证书的旅行者入境,但须服从本附件前面所述的条款,并被告知有关防范黄热病媒介的信息。若该旅行者未接受检疫,可要求其向主管当局报告任何发热或其他有关症状并接受监测。

附件8

航海健康申报单示范格式

填写者为由从外国港口到达的船舶船长，填写后提交主管当局。
提交的港口 .... 日期 ....
海轮或内陆船舶的名称 .... 登记/国际海事组织编号 .... 来自 .... 驶往
（国籍）（船舶的旗帜）.................................... 船长姓名 ....
总吨位(海轮) ....
吨位（内河船舶）..
是否持有有效的免予卫生控制措施证书/卫生控制措施证书？有 .... 无 .... 签发于 .... 日期 ..../
是否需要复查？是 .... 否 ....
海轮/内河船舶是否访问过世界卫生组织确定的受染地区？是 .... 否 ....
访问的港口和日期 ....
列出从开始航行后或最近四周内停靠的港口名单以及离港日期，二者中以较短者为准：
....

根据到达口岸主管当局的要求，列出自国际航行开始以来或在最近30天内（二者中以较短者为准）登上海轮/内河船舶的船员、旅客或其他人员的名单，其中包括在此期间访问的所有港口/国家（补充名单请在附录中填写）：
(1) 姓名 .... 登船：(1) .... (2) .... (3) ....
(2) 姓名 .... 登船：(1) .... (2) .... (3) ....
(3) 姓名 .... 登船：(1) .... (2) .... (3) ....
船上船员人数 ....
船上旅客人数 ....

卫生问题

(1) 在航行中，船上是否有人死于非意外事故？是 .... 否 ....
    如果是，请在附录中说明细节。死亡总人数 ....
(2) 在船上或在国际航行中是否有或曾有怀疑为患有传染性疾病的病人？是 .... 否 ....
    如果是，请在附录中说明细节。
(3) 旅行中患病旅客的总人数是否超过正常/预期人数？是 .... 否 .... 有多少病人？ ....
(4) 目前在船上是否有任何病人？是 .... 否 .... 如果是，请在附录中说明细节。
(5) 是否请医师会诊？是 .... 否 .... 如果是，请在附录中详细说明治疗情况或提出的医疗意见。
(6) 你是否意识到船上存在可导致感染或疾病传播的情况？是 .... 否 .... 如果是，请在附录中说明细节。
(7) 在船上是否曾采取任何卫生措施（例如，检疫、隔离、消毒或除污）？是 .... 否 ....
    如果是，请说明类型、地点和日期 ....
(8) 船上是否发现任何偷渡者？是 .... 否 .... 如果是，他们在何处登船（如知道）？ ....
(9) 船上是否有患病的动物或宠物？是 .... 否 ....
注：在没有船医的情况下，船长应视以下症状为患有传染性疾病的嫌疑：
    (1) 持续数天发烧，或伴有①虚脱；②意识减退；③腺体肿胀；④黄疸；⑤咳嗽或呼吸短促；⑥不寻常出血或⑦瘫痪。
    (2) 有或无发烧：①任何急性皮肤发红或发疹；②严重呕吐（不属于晕船）；③严重腹泻；或④反复惊厥。
我谨申明：健康申报单（包括附录）中填写的项目和对问题的回答均竭尽我的知识和认识，是真实而正确的。
                签名 ....
                            船长
                    副签 ....
                        船医（如有）

日期 ....

航海健康申报单示范格式附页

姓名	等级	年龄	性别	国籍	上船的港口、日期	疾病性质	开始出现症状的日期	是否曾报告港口卫生官员？	病人的处理情况[1]	给予病人的药物、药品或其他治疗	意见

[1]说明：(1)病人是否康复，仍身患疾病或已死亡；及(2)病人是否仍在船上，已撤离（包括港口或机场的名称），或已海葬。

附件9

本文件是国际民用航空组织发布的飞机总申报单的一部分

飞机总申报单的卫生部分[1]

卫生声明

在机舱内患有除晕机或意外伤害以外疾病患者的姓名和座位号或活动情况,该患者可能患有传染性疾病(发烧--38°C/100°F或更高--伴有以下一种以上体征或症状,例如出现明显不适;持续咳嗽;呼吸困难;持续腹泻;持续呕吐;皮疹;未曾受外伤,但出现淤血或出血;或最近发生过神志不清,都会增加此人患传染病的可能性),以及在中途离机的这类病例 ....

....

描述飞行中每次灭虫或卫生处理的详情(地点、日期、时间、方法)。如在飞行中未采取灭虫措施,提供最近一次灭虫的详情 ....

....

签字(如果要求),并注明时间和日期 _____

有关的机组人员

---

[1] 飞机总申报单的这一文本于2007年7月15日生效。文件全文可在国际民用航空组织网站获取 http://www.icao.int。

附录1

《国际卫生条例（2005）》的缔约国[1]

除另注明者外，《国际卫生条例（2005）》于2007年6月15日对以下国家生效：

阿富汗、阿尔巴尼亚、阿尔及利亚、安道尔、安哥拉、安提瓜和巴布达、阿根廷、亚美尼亚、澳大利亚、奥地利、阿塞拜疆、巴哈马、巴林、孟加拉国、巴巴多斯、白俄罗斯、比利时、伯利兹、贝宁、不丹、玻利维亚、波斯尼亚和黑塞哥维那、博茨瓦纳、巴西、文莱达鲁萨兰国、保加利亚、布基纳法索、布隆迪、柬埔寨、喀麦隆、加拿大、佛得角、中非共和国、乍得、智利、中国[2]、哥伦比亚、科摩罗、刚果、库克群岛、哥斯达黎加、科特迪瓦、克罗地亚、古巴、塞浦路斯、捷克共和国、朝鲜民主主义人民共和国、刚果民主共和国、丹麦、吉布提、多米尼克、多米尼加共和国、厄瓜多尔、埃及、萨尔瓦多、赤道几内亚、厄立特里亚、爱沙尼亚、埃塞俄比亚、斐济、芬兰、法国、加蓬、冈比亚、格鲁吉亚、德国、加纳、希腊[2]、格林纳达、危地马拉、几内亚、几内亚比绍、圭亚那、海地、教廷、洪都拉斯、匈牙利、冰岛、印度（2007年8月8日）[2]、印度尼西亚、伊朗（伊斯兰共和国）[2]、伊拉克、爱尔兰、以色列、意大利、牙买加、日本、约旦、哈萨克斯坦、肯尼亚、基里巴斯、科威特、吉尔吉斯斯坦、老挝人民民主共和国、拉脱维亚、黎巴嫩、莱索托、利比里亚、阿拉伯利比亚民众国、立陶宛、卢森堡、马达加斯加、马拉维、马来西亚、马尔代夫、马里、马耳他、马绍尔群岛、毛里塔尼亚、毛里求斯、墨西哥、密克罗尼西亚（联邦）、摩尔多瓦、摩纳哥、蒙古、黑山（2008年2月5日）、摩洛哥、莫桑比克、缅甸、纳米比亚、瑙鲁、尼泊尔、荷兰、新西兰、尼加拉瓜、尼日尔、尼日利亚、纽埃、挪威、阿曼、巴基斯坦、帕劳、巴拿马、巴布亚新几内亚、巴拉圭、秘鲁、菲律宾、波兰、葡萄牙[2]、卡塔尔、大韩民国、罗马尼亚、俄罗斯联邦、卢旺达、圣基茨和尼维斯、圣卢西亚、圣文森特和格林纳丁斯、萨摩亚、圣马力诺、圣多美和普林西比、沙特阿拉伯、塞内加尔、塞尔维亚、塞舌尔、塞拉利昂、新加坡、斯洛伐克、斯洛文尼亚、所罗门群岛、索马里、南非、西班牙、斯里兰卡、苏丹、苏里南、斯威士兰、瑞典、瑞士、阿拉伯叙利亚共和国、塔吉克斯坦、泰国、前南斯拉夫的马其顿共和国、东帝汶、多哥、汤加[2]、特立尼达和多巴哥、突尼斯、土耳其[2]、土库曼斯坦、图瓦卢、乌干达、乌克兰、阿拉伯联合酋长国、大不列颠及北爱尔兰联合王国、坦桑尼亚联合共和国、美利坚合众国（2007年7月18日）[2]、乌拉圭、乌兹别克斯坦、瓦努阿图、委内瑞拉玻利瓦尔共和国、越南、也门、赞比亚、津巴布韦。

---

[1] 截至2008年2月5日。

[2] 表示缔约国已向世卫组织总干事提交有关《国际卫生条例（2005）》的文件，而且总干事已将有关文件发送给世卫组织所有会员国以及根据《条例》第六十四条有资格成为缔约方的其它国家传阅。

附录2

保留以及缔约国与《国际卫生条例（2005）》相关的其它函件[1,2]

I. 保留和谅解

印度

我奉命提及印度对《国际卫生条例1969》（直至1983年历次修订）附件2提出的保留（副本附后）并要求您通报印度根据最近分发的《国际卫生条例2005》第六十二条下的通知提出的如下保留：

对《国际卫生条例2005》提出的保留：

1. 无论何时，一个国家只要根据《国际卫生条例（2005）》第六条和其它有关条款规定通知发生黄热病，印度政府保留将该国家全部领土视为感染黄热病的权利。在有确凿的证据表明一地区已彻底根除黄热病感染之前，印度政府保留继续将该地区视为感染黄热病的权利。

2. 按照《国际卫生条例1969》（1983年修订）附件2的规定，将把黄热病作为国际关注的突发公共卫生事件的疾病对待，并且目前正在采取的交通工具消毒、预防接种要求和可能需要的乘客和乘务人员检疫等一切卫生措施（根据第七条、第九条第二（二）款、第四十二条和有关附件）将继续实施。

美利坚合众国

常驻代表团以本照会通知世界卫生组织代理总干事，除下面提及的保留和理解外，美利坚合众国政府接受《国际卫生条例》。

常驻代表团以本照会并根据世界卫生组织《组织法》第二十二条和《国际卫生条例》第五十九条第一款，代表美利坚合众国政府提交下列保留：

---

[1] 截至2008年2月5日。
[2] 本附录转载了各国所提交函件的有关部分（经世卫组织秘书处编辑）或翻译件。函件原文副本可在http://www.who.int/ihr获取。

美利坚合众国政府保留以与其联邦制基本原则相一致的方式承担该条例规定义务的权利。关于涉及附件1提出的发展、加强和保持核心能力要求的义务，就这些义务的实施属于联邦政府的司法管辖权而言，由联邦政府或酌情并根据我们的《宪法》由州政府实施该条例。就此类义务属于州政府的司法管辖权而言，联邦政府将使有关州当局注意此类义务并提出有利建议。

常驻代表团还以本照会代表美利坚合众国政府提交三项理解。第一项理解有关将《国际卫生条例》应用于涉及自然、意外或故意释放化学、生物或放射材料的事故：

鉴于该条例第一条中提出的"疾病"、"事件"和"国际关注的突发公共卫生事件"的定义、第六条和第七条的通报要求以及附件2提出的决策文件和指导方针，美国理解，该条例缔约国已承担一项义务，不论其起源或来源如何，它们是否涉及自然、意外或故意释放生物、化学或核放射材料，应向世卫组织通报可能构成国际关注的突发公共卫生事件。

第二项理解有关应用《国际卫生条例》第九条：

该条例第九条使缔约国负有义务，"在可行的情况下，"向世界卫生组织（世卫组织）报告该国获得的在本国领土外发生有可能引起疾病国际传播的公共卫生风险证据。除根据该条可证明为不可行的其它通报外，美国的理解是，可损害美国武装力量为追求美国国家安全利益有效进行军事行动的能力的任何通报将不被认为为了该条的目的是可行的。

第三项理解有关《国际卫生条例》是否产生从司法角度可实施的私权问题。根据其代表团参与《国际卫生条例》的谈判，美利坚合众国政府认为《国际卫生条例》并不预定产生从司法角度可实施的私权：

美国理解该条例的条款不产生从司法角度可实施的私权。

II. 对保留和谅解的反对

伊朗（伊斯兰共和国）

伊朗伊斯兰共和国常驻联合国日内瓦办事处和日内瓦其它国际组织代表团向世界卫生组织致意并提及2007年1月17日关于美利坚合众国政府对《国际卫生条例》（IHR）保留和理解的普通照会 No. C.L.2.2007，荣幸地传达伊朗伊斯兰共和国政府对上述保留和理解的正式反对，理由如下：

根据 IHR，虽然"国家可对本条例提出保留"，但"这种保留不应与本条例的宗旨和目的不相容"。此外，根据 IHR，"本条例的执行应以其广泛用以保护世界上所有人民不受疾病国际传播之害的目标为指导"。

伊朗伊斯兰共和国政府认为，提出保留的政府对联邦制度比对其在IHR之下的义务更加重视，是企图躲避其应承担的责任和义务。通过采用选择性的方针，上述政府为其各州提供了免于完全遵守 IHR 规定的选择。由于IHR的实施主要取决于发展、加强和维持附件1提出的核心能力要求，此类一般性质的保留导致破坏 IHR 的基础及其完整性和普遍适用性。这种保留被认为是与本条例的宗旨和目的不相容，因此是不能接受的。

此外，一国政府的理解和解释也不应影响该政府应承担的义务，而且不能与本条例的宗旨和目的不相容。

关于提出保留政府的第一项理解，必须忆及参与 IHR 谈判的大多数世卫组织会员国断然拒绝在IHR的条款中纳入有关的解释。提出拒绝是为了避免混淆缔约国在 IHR 之下的相应义务并预先防止有关政府间组织或国际机构之间的职责重叠和工作重复。IHR 第6.1和14.2条涉及关注的这些问题。

第二项理解企图淡化美国政府在IHR之下的义务。通过把美国武装部队排除在IHR的约束之外，它企图把国家利益置于条约义务之上。IHR 为保护世界上所有人民不受疾病国际传播之害的普遍适用性不容许把美国武装部队，尤其是在国外开展行动的部队，排除在外。考虑到美国武装部队行动的性质、方向和可能的公共卫生后果，对这种免责不能让步。应当忆及，在IHR谈判期间，大多数世卫组织会员国强烈反对美国政府提出的上述免责。因此，这违背了美国在 IHR 之下的义务，并且与本条例的宗旨和目的不相容，所以伊朗伊斯兰共和国政府予以强烈反对。

伊朗伊斯兰共和国政府重申，它认为美国政府提出的保留和两项理解没有法律约束力。

III. 声明和说明

中国[1]

一、 中华人民共和国政府决定，《国际卫生条例（2005）》（以下简称《条例》）适用于中华人民共和国全境，包括香港特别行政区、澳门特别行政区和台湾省。

---

[1] 英文译文由该国政府提供。

二、 根据《条例》第4条第1款的规定,指定中华人民共和国卫生部为《条例》国家归口单位。各地卫生行政部门为各自管辖范围内负责实施《条例》规定的卫生当局。中国国家质检总局及各地检验检疫机构为《条例》第22条所指的入境口岸的主管当局。

三、 中华人民共和国政府根据《条例》适用需要,正在对《中华人民共和国国境卫生检疫法》进行修订;已将发展、加强和维持快速和有效应对公共卫生危害和国际关注的突发公共卫生事件的核心能力建设,纳入到了国民经济和社会发展第十一个五年规划期间国家卫生应急体系建设规划之中;正在制定国际关注突发公共卫生事件监测、报告、评估、判定和通报的技术规范;建立了实施《条例》的跨部门的信息交流和协调机制;与相关缔约国开展了《条例》实施的合作与交流。

四、 中华人民共和国政府同意并实施第59届世界卫生大会有关决议,立即自愿遵守《条例》有关条款,以应对禽流感和流感大流行造成的危险。

希腊

2007年1月24日对土耳其共和国于2006年12月14日所作声明的答复

希腊常驻联合国日内瓦办事处和其它国际组织代表团向世界卫生组织致意并提及后者2007年1月17日的普通照会 (ref. no. C.L.3.2007)以及内附的土耳其共和国常驻代表团2006年12月14日的普通照会(ref. no 520.20/2006/BMCODT/12201),荣幸地提请总干事注意这一事实,即关于达达尼尔海峡、马尔马拉海和博斯普鲁斯海峡制度的《蒙特勒公约》的正确标题应为: "1936年7月20日在蒙特勒签署的海峡制度的《公约》"。

此外,关于前述土耳其常驻代表团普通照会中提及的土耳其于1998年单方通过的《海上交通条例》,我们愿提醒总干事,该《条例》违背《国际海洋法》、《蒙特勒公约》的规定以及国际海事组织于1994年6月1日通过的相关条例和建议。

2007年4月16日对土耳其常驻代表团2007年3月1日普通照会的答复

A. 首先,应注意2006年12月14日签署的普通照会520.20/BMCO DT/12201所含土耳其声明的内容与新的《国际卫生条例》之间没有实质性联系。事实上,土耳其的声明企图造成默许或默认土耳其通过的关于海峡海上交通的国家条例。

但是,这些条例是单方面通过的,并且未得到国际海事组织或管理此问题的《1936年蒙特勒公约》各缔约方的批准。

关于其确切内容，声明继而声称土耳其正当地指出，就为海峡海上交通实施新的《国际卫生条例》而言，应当根据《1936年蒙特勒公约》关于海峡制度的规定行事。但是，不言而喻，新的《卫生条例》不影响现有的海峡航行国际制度，也不可能对之产生影响，因为两者之间没有实质性联系。

土耳其的声明继而声称还将考虑到土耳其1998年的《海上交通条例》。这意味着土耳其当局将在该国作出某些定义不确切的修改的前提下实行《国际卫生条例》，而这些修改事实上本身就违背土耳其根据《蒙特勒公约》承担的国际义务。

此外，土耳其当局保留另外考虑今后以同样单方面的方式通过的对其国家交通条例的任何进一步修订的权利。事实上，这似乎就是说明，就海峡而言，土耳其会按照其认为合适的方式实行新的《国际卫生条例》。

因此，提及国家立法以及今后对此立法的任何修订，虽然与涉及的主题无关，但仍然很成问题，因为它企图使国际公约的义务受制于国家规定和条例。

B. 此外，土耳其关于海峡交通的条例本身与以下文书不符：

- 《1936年蒙特勒公约》：该公约庄严宣告在海峡可完全自由地航行（第1和2条），无论运载何种货物或何时通过，不受任何限制（除卫生控制之外），也无任何手续。因此，土耳其的条例除其它外，实行强制性报告制度（条例第6、25等条）并尤其规定可完全中断交通（条例第20条），不符合《蒙特勒公约》。

- 国际海事组织《细则和条例》：第1.2和1.3款预见到，只有当船舶不能遵守《分道通航制》时，土耳其当局才有权临时中断双向交通并调节产生的单向交通。国际海事组织《细则和条例》绝未预见到完全中断海峡的交通。另一方面，土耳其的条例规定可以出于范围广泛的各种原因在整体上完全中断交通。

- 关于国际海峡航行的国际海洋法：此法鼓励合作以便确保通过海峡的船舶安全通行并保护环境。但是，土耳其的条例是单方面通过的，违背海洋法及相关的条约法。

C. 至于土耳其2007年3月1日签署的照会（Ref. No: 520.20/2007/BMCO DT/1711），其中所含信息在若干方面不准确。更具体地说，所述土耳其照会宣称：

- "考虑到土耳其因《蒙特勒公约》产生的义务和权利"，实行了土耳其的条例。然而，前者不包含授权土耳其单方面发布交通条例的规定。

- 土耳其"已就在该海峡采取的安全措施通知国际海事组织"。然而,土耳其一直拒绝正式向国际海事组织提交其国家条例供讨论和审议,声称这属于土耳其独有的管辖范围。

- "...《分道通航制和报告制度》已于1995年与其它一些规则一起获得国际海事组织通过"。然而,该组织只通过了《分道通航制》以及相关的国际海事组织《规则和建议》。国际海事组织从未通过土耳其条例中包括的《报告制度》。

- "国际海事组织海事安全委员会在其第七十一届会议上确认,...航线选定制度及国际海事组织有关的《规则和建议》...显著地有助于加强安全...",其企图是造成国际海事组织是在提及土耳其条例的印象。然而,所提及的只是国际海事组织自身内部采用的措施。

鉴于上述情况,希腊认为土耳其在2006年12月14日签署的普通照会520.20/2006/BMCO DT/12201中发表的声明与《国际卫生条例》无关,因此对后者的实施没有法律影响。此外,希腊重申其在2007年1月24日签署的普通照会no.(331)6395/6/AS 168中提出的在提及《蒙特勒公约》等国际文书时使用正确术语的重要性。

葡萄牙

欧洲联盟理事会主席国就美利坚合众国政府对《国际卫生条例》的保留意见所作的声明

《国际卫生条例》是加强监测系统之间联系和确立迅速反应机制的一个非常有效的工具。欧洲共同体及其27个成员国对最近生效的经修订的《国际卫生条例》曾给予大力支持,并将继续支持全面无限制地实施《国际卫生条例》。

欧洲共同体及其27个成员国注意到上述保留意见,并声明对其含义的理解是,根据缔约方不得援用其国内法律条款作为不履行其国际义务的理由的原则,这一保留意见的意图决不在于对源自《国际卫生条例》的义务表示质疑。欧洲共同体及其27个成员国理解,美利坚合众国联邦政府充分认识到这些义务并将尽一切努力确保美利坚合众国有关当局全面落实和执行《国际卫生条例》的规定。

欧洲联盟理事会主席国就土耳其政府对《国际卫生条例》的说明所作的声明

《国际卫生条例》是加强监测系统之间联系和确立迅速反应机制的一个非常有效的工具。欧洲共同体及其27个成员国对最近生效的经修订的《国际卫生条例》曾给予大力支持,并将继续支持全面无限制地实施《国际卫生条例》。

欧洲共同体及其27个成员国注意到土耳其希望根据1936年7月20日在蒙特勒签署的《关于海峡制度的公约》来实施《国际卫生条例》的规定。

欧洲共同体及其27个成员国理解土耳其当局希望尊重其国际义务，如关于海峡交通的蒙特勒公约的愿望。在这方面，它们想提及《国际卫生条例》第五十七条，其中规定缔约国认识到，《国际卫生条例》和其他相关的国际协议应该解释为一致。《国际卫生条例》的规定不应该影响任何缔约国根据其他国际协议享有的权利和承担的义务。

关于土耳其提到国内法律不直接影响实施《国际卫生条例》，欧洲共同体及其27个成员国理解，土耳其将确保执行其国内法律时充分尊重《国际卫生条例》的文字和精神以及蒙特勒公约确立的海峡自由航行制度。

欧洲联盟理事会主席国就印度政府对《国际卫生条例》的保留意见所作的声明

《国际卫生条例》是加强监测系统之间联系和确立迅速反应机制的一个非常有效的工具。欧洲共同体及其27个成员国对最近生效的经修订的《国际卫生条例》曾给予大力支持，并将继续支持全面无限制地实施《国际卫生条例》。

欧洲共同体及其27个成员国理解印度政府希望采取有力措施以保持其领土无黄热病的意愿。考虑到存在可能促使感染传播的种种因素（如伊蚊），欧洲共同体及其27个成员国承认在确保监测和保护如此大面积的领土方面富有挑战。

尽管如此，考虑到如果欧洲联盟某个最边远区域或者欧洲共同体某个成员国的非欧洲地区（如圭亚那、安的列斯）暴发黄热病，这一保留意见可能给欧洲共同体大部分地域的国际交通和贸易造成不必要的干扰，因此，欧洲共同体及其27个成员国期望能合理地实施这一保留意见。印度政府将黄热病视为应报告的疾病这一事实不应导致过当的控制措施。

欧洲共同体及其27个成员国承诺要确保迅速和全面实施《国际卫生条例》，这将加强为保持欧洲共同体所有领土无黄热病已采取的措施。

土耳其

土耳其于2006年12月14日所作的声明

土耳其将根据1936年7月20日在蒙特勒签署的关于土耳其海峡制度的《公约》并考虑到土耳其1998年《土耳其海峡海上交通条例》及今后对此所做的任何修订来实施《国际卫生条例》的条款。

2007年3月1日对希腊常驻代表团2007年1月24日普通照会的答复

考虑到土耳其因《蒙特勒公约》产生的义务和权利，对土耳其海峡实行了《海上交通条例》。该《条例》不包含任何违背国际法或国际海事组织《规则和建议》的内容，并据此正在予以实施。

根据该《条例》在土耳其海峡采取的措施旨在提高航海、人类生活、文化和环境遗产的安全性。另外，针对海峡中通行的越来越多油轮造成的风险和危险，需要采取安全措施。

土耳其已就在该海峡采取的安全措施正式通知国际海事组织。而且，在《土耳其海峡条例》的框架内建立的《分道通航制和报告制度》已于1995年与其它一些规则一起获得国际海事组织通过。

此外，国际海事组织海事安全委员会在1999年5月其第71届会议上确认，与土耳其海峡相关的航线选定制度及国际海事组织有关的《规则和建议》被证明是有效和成功的，并显著地有助于加强安全和减少碰撞的危险。

自2003年12月31日以来一直在《蒙特勒公约》、国际海事组织的规则以及《土耳其海峡条例》框架之内运转的土耳其海峡船舶交通服务处以高标准的技术设备和合格的专门人员成功地提供了交通安排。

据此，希腊常驻代表团上述照会中的观点是没有根据的，土耳其在本国2006年12月14日照会（Ref. no: 520.20/2006/BMCO DT/12201）中提交的声明保持不变和有效。

2007年5月18日对希腊常驻代表团2007年4月16日普通照会的答复

土耳其共和国常驻联合国日内瓦办事处和瑞士其它国际组织代表团向世界卫生组织总干事致意并提及后者2007年5月9日的照会（Ref. no: C.L.22.2007）以及内附的希腊常驻代表团2007年4月16日的照会（Ref. no: 6395(3160)/22/AS 783），荣幸地向总干事通报以下情况。

土耳其常驻代表团愿强调指出，本代表团2006年12月14日的照会（No: 520.20/BMCO DT/12201）切实陈述了情况。

此外，土耳其常驻代表团还愿指出，希腊代表团在其上述照会中提出的论点和说法没有根据。土耳其关于《土耳其海峡海上交通条例》的立场还得到了国际海事组织承认,这一立场保持不变。事实上,土耳其海峡船舶交通服务处根据现行规定向通过土耳其海峡的所有船舶有效提供了交通信息、航行协助和交通安排。

关于在提及《蒙特勒公约》时使用的术语,土耳其常驻代表团对该《公约》的措词表示应有的尊重,但愿强调指出的是,该《公约》所涉的海峡是"土耳其海峡",即"伊斯坦布尔海峡"和"恰纳卡莱海峡"。

IV. 《国际卫生条例(2005)》第五十九条第三款下的声明

汤加

《国际卫生条例(2005)》继于2005年5月由世界卫生大会通过之后将于2007年6月15日生效。

汤加王国支持《国际卫生条例(2005)》对加强国家和全球系统在防止疾病扩散以保护公众健康方面将作出的重要贡献。

汤加王国意识到,为实现行之有效,《国际卫生条例(2005)》必须在每个国家的各级以及在国际上各国及与世界卫生组织之间运作。铭记这点,汤加在包括世卫组织在内的区域伙伴的支持下已采取一些步骤准备采用这一新的制度。然而,它不能确保能在2007年6月15日之前实现所需的所有调整。

因此,我谨代表汤加王国并根据《国际卫生条例(2005)》第五十九条第三款声明下述调整可能在2007年6月之前不能完成。

有待作出的调整如下:

1. 完成对1992年公共卫生法的审查,以确保从立法上符合《国际卫生条例(2005)》;

2. 加强现行国家定期需报告疾病的报告系统,包括报告具有潜在卫生意义的任何事件,无论其来源如何;

3. 强化边境健康保护职能的各种工作,包括改进福阿莫图机场公共卫生事件的报告和应对能力以及在福阿莫图机场和努库阿洛法海港对病媒/宿主物种的监测和控制工作。

汤加王国承诺在为保护全球所有人民的公众健康而采取的集体行动方面发挥其作用,而且将保持这一承诺。计划将于2007年12月31日(当然不会晚于2008年6月15日)实现有待作出的调整。

国际卫生条例(2005)索引

与第一版不同,数字指页次,而不是本条例中的相关条款。

B

保留和谅解63 – 71
病人(可造成公共卫生风险的个人)8

C

长期建议(世卫组织关于现有公共卫生风险的建议)10,17
乘务人员(交通工具上不是乘客的人员)7
除虫(控制昆虫)7
除污(消除传染性病原体/有毒物质)7
船舶(国际航行中的远洋/内河航运船舶)(另见入境口岸;港口)10
  卫生文件,航海健康申报单27,59
船舶卫生控制措施
  免予卫生控制措施证书50 – 51
  证书19 – 20,28 – 29
创伤,创伤性(皮肤被刺伤/切开,或者器具/异物插入身体)8
磋商13
  同世界卫生组织就卫生措施进行磋商13

D

到达(交通工具)6
缔约国
  缔约国清单62
  发生突发公共卫生事件时的行动12 – 13
  合作/援助和卫生措施32 – 33
  满足核心能力要求43 – 44
  向世卫组织报告公共卫生风险12
对保留和谅解的反对64 – 65

F

法定报告疾病46
负责当局11
  国际卫生条例国家归口单位的建立,联系和联系方式11

附件1（核心能力要求）43－45
附件2（评估和通报事件的决策文件）46－49
附件3（船舶卫生控制措施/免予卫生控制措施证书示范格式）50－51
附件4（交通工具/交通工具运营者，技术要求）52
附件5（媒介传播疾病）53－54
附件6（疫苗接种、预防措施和相关证书）55－56
附件7（疫苗接种，特殊疾病）57－58
附件8（航海健康申报单示范格式）59－60
附件9（航空器总申报单的卫生部分）61

G

感染（传染性病原体进入人体/动物体内构成健康危险）8
港口（船舶使用的海港）9，19－20
  船舶卫生（控制措施）证书19－20，28－29
  缔约国的职责19
  满足核心能力要求44－45
  世卫组织的认证20
隔离（对病人/受染者或受染的运输物品进行隔离）8
个人资料（与可确认的人有关的信息）9
  卫生措施32－33
公共卫生措施21－27
  船舶/航空器
    过境23
    入境口岸24－25
  对运输物品进行检查22
  集装箱和集装箱装卸区27
  交通工具运营者22－23
  旅行者
    公共卫生观察25
    旅行路线/目的地22
    旅行者的待遇26
    医学检查22
  民用货车/火车/客车
    过境23
    入境口岸25
  受染交通工具23－24

处理23－24
　　转口货物26
公共卫生风险/突发事件
　　缔约国的行动12－13
　　定义9
　　国际关注（不同寻常的事件）9
　　世界卫生组织提供信息14－15
　　世界卫生组织与缔约国的合作16－17
　　由总干事确定15
公共卫生观察（监测旅行者的健康状况）9
公共卫生应对16
　　缔约国的职责16
公路车辆（火车之外的陆地运输车辆）9
归口单位（与世卫组织联络的国家中心）9
国际航行（不止一个国家之间的航行）8
国际交通（人员/物品跨越国际边境的流动）8
《国际卫生条例》
　　第五十九条第三款下的声明（2005）71
　　缔约国62
　　定义、目的和范围6－11
　　对保留和谅解的反对64－65
　　附件1、2和3 43－51
　　公共卫生措施21－27
　　《国际卫生条例》的原则11
　　国家归口单位（与世卫组织沟通）9
　　建议17－19
　　目的和范围1－2
　　起因1
　　入境口岸19－21
　　审查委员会35－36
　　声明和说明65－71
　　世卫组织联络点（沟通）10
　　收费29－30
　　突发事件委员会33－34
　　卫生文件27－29

信息和公共卫生应对12－17
修订（序言）3－5
一般条款30－33
专家名册33
最终条款36－42

H

航海健康申报单27－28，59
航空器6
　　缔约国的职责19
　　航空器总申报单的卫生部分28，61
　　机场（另见入境口岸）19－20
　　满足核心能力要求44－45
　　世卫组织的认证20
核实（缔约国向世卫组织确认）10
　　突发公共卫生事件13－14
　　　　缔约国对世卫组织的答复14
　　　　世卫组织与缔约国的合作14
货物（交通工具/集装箱中运载的物品）6

J

疾病（构成危害的病症/医疗状况）7
集装箱（运输设备）6
集装箱装卸区（集装箱的地点/设施）7，27
监测（收集/核对/分析公共卫生数据）10，12
　　缔约国报告事件的能力12
　　缔约国延期履行义务12
　　核心能力要求43－45
　　引起疾病传播/干扰交通的事件12
检查（检查地区/运输物品）8
检疫（限制/隔离受染嫌疑人/运输物品）9
建议17－19
　　标准17－18
　　临时，突发公共卫生事件17
　　临时/长期建议9
　　人员/运输物品18－19

交通，国际（人员/物品跨越国际边境的流动）（另见入境口岸）8
交通工具（运输工具）7，52
交通工具运营者（指负责管理交通工具的人）7，22 – 23，52
决策文件，应用/危险的定义/突发事件47 – 49

K

科学依据（根据科学方法提供一定证据）9
科学原则（通过科学方法了解的自然法则/事实）10

L

离境（离开某一领土的行动）7
临时建议（世卫组织在应对突发公共卫生事件时提出的建议）10，17
临时居留（含义由国家法律界定）10
陆地入境口岸，陆路口岸7，20
陆地运输车辆（用于陆地运输的机动交通工具）8
陆路口岸（陆地入境口岸）7，20，31
旅行者（进行国际旅行的人）10，25 – 26

M

媒介（传播传染性病原体的昆虫/动物）10
媒介传播疾病53
美利坚合众国，保留和谅解63 – 64
灭鼠（控制/杀灭鼠类）7

P

葡萄牙68 – 69

Q

侵扰，侵扰性（通过密切接触/询问引起不适）8

R

入境口岸（旅行者/运输物品入境/出境的关口）9，19 – 21
  缔约国的职责19
  陆路口岸7，20
  主管当局的职责20 – 21

S

审查委员会35 – 36
  报告35 – 36
  长期建议的程序36
  会议进程的掌握35

职责和组成35
世界卫生大会，第五十八届1
世界卫生组织9
 《国际卫生条例》联络点（沟通）10
 非世卫组织会员国的国家41
 世卫组织的新会员国39–40
世界卫生组织的合作，政府间组织/国际机构16–17
事件（疾病/可能发生疾病）7
收费29–30
 关于旅行者的卫生措施29–30
 运输物品30
受染地区6
受染人员/物质6
宿主（传染性病原体寄居的动物、植物/物质）9

T
汤加71
通报12
 缔约国在出现公共卫生风险/突发事件时的行动12
突发事件–见公共卫生风险/突发事件
突发事件委员会33-34
 程序34
 职责和组成33
土耳其，声明和说明69–71

W
卫生措施（预防疾病/污染传播）8，30–33
 合作/援助32
 诊断用生物物质、试剂/材料33
卫生文件27–29
 船舶卫生证书28–29
 航海健康申报单27–28
 航空器总申报单的卫生部分28
 疫苗接种/其他预防措施证书27
污染（在人体/动物身体表面、消费产品中的传染性病原体/有毒物质）7
无疫通行（允许船舶进入港口）7
物品（有形产品）7

X

希腊，声明和说明（《国际卫生条例（2005）》）66－68
嫌疑（暴露于公共卫生风险的人员/运输物品）10
消毒（控制传染性病原体）7
行李（个人物品）6

Y

伊朗伊斯兰共和国，对保留和谅解的反对64－65
医学检查（卫生人员对个人的评估）8
疫苗接种证书27，55－56
印度，保留63
永久居留（含义由国家法律界定）9
邮包（由邮政/快递服务部门进行输送的注明收件地址的物件/包裹）9

Z

诊断用生物物质、试剂/材料33
政府间组织，与世卫组织的合作16－17
中国，声明和说明（《国际卫生条例（2005）》）65－66
专家（《国际卫生条例》专家名册）33
专家名册（《国际卫生条例》）33
转口货物26
总干事（世卫组织）7
    总干事的通报42
组织/世卫组织－见世界卫生组织
最终条款36－42
    保留40－41
    报告/审查36－37
    非世卫组织会员国的国家41
    国际卫生协议/条例38－39
    拒绝40
    拒绝和保留的撤回41
    生效、拒绝或保留的期限39
    世卫组织新会员国39－40
    修正37
    与其他国际协议的关系37－38
    争端的解决37
    总干事的通报42
    作准文本42